"十四五"国家重点出版物出版规划项目

国家临床医学研究协同创新战略联盟权威推荐

健康中国·疾病管理丛书

# 全生命周期龋病防治

## 管理手册

主编　周学东

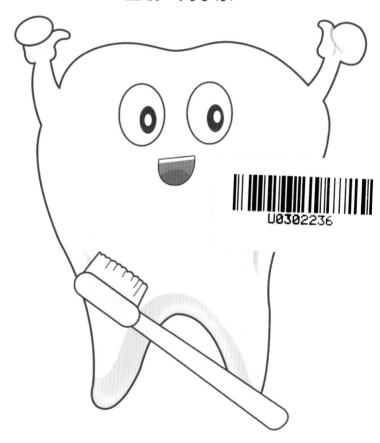

U0302236

科学技术文献出版社
SCIENTIFIC AND TECHNICAL DOCUMENTATION PRESS

·北京·

**图书在版编目（CIP）数据**

全生命周期龋病防治管理手册 / 周学东主编. —北京：科学技术文献出版社，2024. 4

ISBN 978-7-5235-1192-3

Ⅰ. ①全… Ⅱ. ①周… Ⅲ. ①龋齿—防治—手册 Ⅳ. ① R781.1-62

中国国家版本馆 CIP 数据核字（2024）第 045093 号

## 全生命周期龋病防治管理手册

策划编辑: 蔡　霞　邓晓旭　责任编辑: 蔡　霞　责任校对: 王瑞瑞　责任出版: 张志平

| | | |
|---|---|---|
| 出　版　者 | 科学技术文献出版社 |
| 地　　　址 | 北京市复兴路15号　邮编　100038 |
| 编　务　部 | （010）58882938，58882087（传真） |
| 发　行　部 | （010）58882868，58882870（传真） |
| 邮　购　部 | （010）58882873 |
| 官 方 网 址 | www.stdp.com.cn |
| 发　行　者 | 科学技术文献出版社发行　全国各地新华书店经销 |
| 印　刷　者 | 北京地大彩印有限公司 |
| 版　　　次 | 2024 年 4 月第 1 版　2024 年 4 月第 1 次印刷 |
| 开　　　本 | 710×1000　1/16 |
| 字　　　数 | 142 千 |
| 印　　　张 | 14.25 |
| 书　　　号 | ISBN 978-7-5235-1192-3 |
| 定　　　价 | 59.80元 |

# 《全生命周期龋病防治管理手册》
# 编委会

**主　　编**

周学东

**主编助理**

王人可

**编　　委**（按姓氏笔画排序）

王人可　尹　伟　任　彪　李雨庆　李继遥

吴红崑　邹　静　张　岚　周学东　郑　欣

郑黎薇　胡　涛　贾小玥　徐　欣　高　原

黄定明　彭　显　程　磊

# 健康中国·疾病管理丛书
# 总序

　　健康是促进人的全面发展的必然要求，是人生命之所系，是全体人民的最大财富。一人健康是立身之本，人民健康是立国之基，对中国极具现实和长远意义。习近平总书记在全国卫生与健康大会上强调，没有全民健康，就没有全面小康，要把人民健康放在优先发展战略地位，努力全方位全周期保障人民健康。为积极应对当前突出健康问题，采取有效干预措施，进一步提高人民健康水平，中共中央、国务院制定《"健康中国 2030"规划纲要》，从"五位一体"总体布局和"四个全面"战略布局出发，对当前和今后一个时期更好保障人民健康做出了制度性安排。党的二十大再次强调推进健康中国建设，明确指出人民健康是民族昌盛和国家强盛的重要标志，把保障人民健康放在优先发展的战略位置。

　　习近平总书记在科学家座谈会上将"面向人民生命健康"列为科技工作的"四个面向"之一，为我国医学科技工作提供了根本遵循。历史和现实都充分证明，卫生健康事业发展必须依靠科技创新的引领和推动，保障人类健康离不开科学发展和技术创新。在中国科学院第十九次院士大会、中国工程院第十四次院士大会上，习近平总书记提出，中国要强盛、要复兴，就一定要大力发展科学技术，努力成为世界主要科学中心和创新高地。党的十八大以来，为推动医药卫生科技事业发展，我国着力完善国家创新体系，国家临床医学研究中心作为国家级科技创新基地形成系统布局，在集聚医学创新资源、优化组织模式等方面发挥了积极作用，是卫生与健康领域贯彻落实全国科技创新大会精神的重要举措，整体推进了我国医学科技发展、加快了医学科技成果临床转化和普及推广。

科技创新是科学普及的源头所在，科学普及是科技创新成果的最广泛转化，开展科普可极大推动科研的进步与创新。习近平总书记强调，"科技创新、科学普及是实现创新发展的两翼，要把科学普及放在与科技创新同等重要的位置"。健康中国战略提出，科学普及健康知识，提高全民健康素养水平，是提高居民自我健康管理能力和健康水平最根本、最经济、最有效的措施之一。

为进一步加强健康科普内容的开发与传播力度，提升民众健康素养，促进科技创新，由科技部、国家卫生健康委、中央军委后勤保障部和国家药监局等部门牵头，国家临床医学研究协同创新战略联盟秘书长单位（首都医科大学附属北京友谊医院）组织，联合各国家临床医学研究中心编写出版"健康中国·疾病管理"丛书。

丛书充分发挥各国家临床医学研究中心的特色及学科优势，由多名院士、院长及知名专家领衔编写，聚焦人民群众常见的健康及疾病问题，以常见病种为单位，独立成册。每本书深入浅出地从预防、诊断、治疗、康复和问答等 5 个方面介绍了疾病相关知识，使读者可以充分了解疾病，建立科学健康观念，做到疾病的早预防、早发现、早诊断、早治疗，改善疾病预后，延长健康寿命年，更好地享受健康幸福生活。丛书注重科学性、实用性及原创性，力争成为国家临床医学研究中心彰显前沿、科学、权威形象的重要窗口以及公众获取健康科普知识的有效渠道。

未来，各国家临床医学研究中心将不断编写分册，纳入更多疾病种类，使更多读者受益。希望相关机构可以紧追信息化时代潮流，利用移动端、电视、广播、互联网等平台，广泛促进"健康中国·疾病管理"丛书在学校、社区及农村的传播，多层次、多渠道地惠及广大公众，帮助其树立科学、先进的健康理念，掌握科学的健康方法和知识，推动健康科普知识的全民普及，共享科技发展成果。

丛书凝聚了各国家临床医学研究中心、各位专家学者和科技工作者的智慧、经验和汗水，借此机会向你们致以衷心的感谢和诚挚的敬意！站在中国发展进程的关键时期，我们迎来"十四五"规划的新征程。

"十四五"是我国开启全面建设社会主义现代化国家新征程的第一个五年，更是推动我国科技创新及卫生健康事业高质量发展的重要历史机遇期。希望医学科普工作立足前沿，坚持发展创新，为推动健康中国建设、实现中华民族伟大复兴的中国梦贡献更大的力量！

科技部社会发展科技司

2023 年 2 月

# 健康中国·疾病管理丛书
# 推荐序

2021 年 3 月，习近平总书记在福建省三明市调研时指出，健康是幸福生活最重要的指标，健康是 1，其他是后面的 0，没有 1，再多的 0 也没有意义。"健康是 1"彰显了中国共产党始终不变的"为中国人民谋幸福，为中华民族谋复兴"的初心使命，饱含着以习近平同志为核心的党中央"始终把人民生命安全和身体健康放在第一位"的深沉真挚的人民情怀。

为进一步科学普及健康知识，提高全民健康素养水平，由科技部、国家卫生健康委、中央军委后勤保障部和国家药监局等部门牵头，国家临床医学研究协同创新战略联盟秘书长单位（首都医科大学附属北京友谊医院）组织，联合各国家临床医学研究中心编写"健康中国·疾病管理"丛书。

丛书由各领域知名专家领衔编写，聚焦人民群众常见的健康问题，根据常见病种分类独立成册，充分发挥各国家临床医学研究中心的特色及学科优势，从预防、诊断、治疗、康复和问答等 5 个方面介绍疾病相关知识，使读者可以充分了解疾病，树立健康观念，做到早预防、早发现、早诊断、早治疗，为改善疾病预后、延长健康寿命年提供了重要参考。

丛书凝聚了各国家临床医学研究中心及各位专家学者的智慧、经验和汗水，在此向你们致以衷心的感谢和崇高的敬意！站在"两个一百年"的历史交汇点上，相信医学科技工作者能够立足前沿，坚持发展创新，为推动健康中国建设、实现中华民族伟大复兴的中国梦贡献智慧和力量！

中华医学会会长

中国科学院院士

北京协和医院名誉院长

2023 年 2 月

# 前　言

　　龋病是发生在牙齿的慢性细菌性疾病，可以加重或诱发全身系统性疾病，严重危害人的口腔与全身健康。国家公布的《中国防治慢性病中长期规划（2017—2025 年）》首次将龋病列为重点防治的口腔疾病，以儿童和老年人为重点人群。通过控制龋病的危险因素，加强健康教育，强化规范诊疗，促进医防协同，推动实现人民全生命周期口腔健康。

　　龋病作为最常见的口腔慢性疾病，具有患病率高，涉及从儿童到老年人群，以及治疗率低、再治疗率高等特点，传统的防治策略无法有效控制龋病的发生。人群中普遍存在龋病风险差异，随着口腔医学向龋病早期诊断和预防的方向发展，采集分析风险信息，预测人群的龋病风险，特别是高风险人群，有针对性地实施微创技术、显微技术，已成为现代龋病临床治疗的趋势。龋病管理以龋病风险评估为基础，通过龋病风险评估方案识别龋病高风险人群，采取相应的预防或治疗措施调控影响龋病发生、发展的多种因素，恢复口腔微生态平衡，控制龋病进展和恢复牙齿的功能与形态，实现天然牙保护的最大化。

　　本书着重介绍针对不同年龄阶段龋病的个性化管理和群体管理，包括从备孕期家庭成员—孕期母体—婴幼儿期—学龄期—青春期—成人期—老年期的全生命周期；针对不同风险因素和风险程度，进行龋病的个性化管理。旨在实现调控影响龋病发生、发展的多种因素，恢复口腔微生态平衡，进而控制龋病进展并重建牙齿结构与功能的目标。

# 目 录 •••••••••••••••••••••••••••••••••••• CONTENTS

第六章　科普问答篇

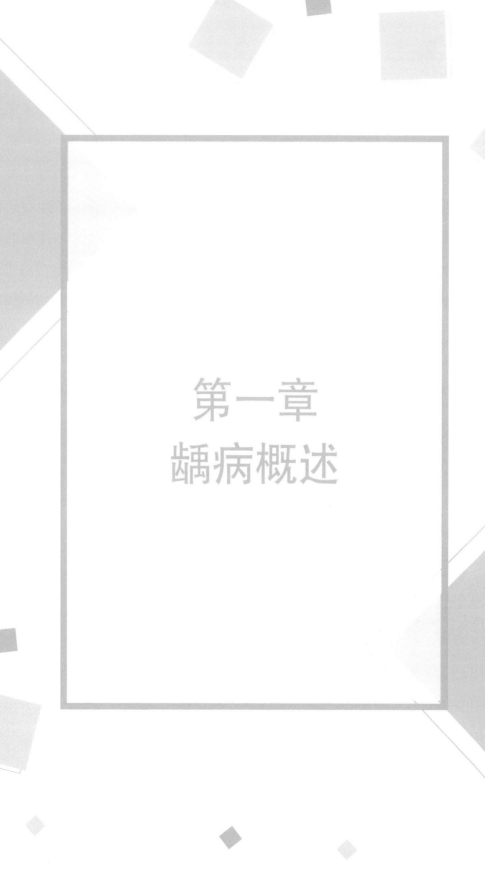

第一章

龋病概述

# 关于龋病

龋病，即虫牙，是人们最常见的口腔慢性细菌性疾病，发生在牙体硬组织，包括牙釉质、牙本质和牙骨质，造成牙颜色、形态、质地的破坏，严重损害牙齿的功能，危害人们的口腔健康和生存质量（图1-1）。龋病也是加重或诱发全身系统性疾病的主要口腔疾病之一。早期龋病没有症状，很容易被忽视，一旦损害造成牙缺损则无法自行修复，只有通过充填治疗恢复牙的外形和功能。2017年，我国国务院颁布了《中国防治慢性病中长期规划（2017—2025年）》，龋病防治被纳入其中。

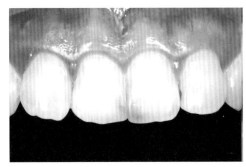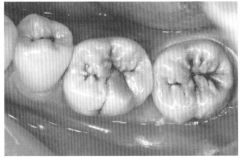

图1-1　前牙龋齿和咬𬌗面窝沟龋

# 龋病与哪些因素有关？

龋病是最常见的口腔慢性病，目前认为与龋病发生、发展关系密切相关的主要是口腔细菌、敏感的宿主、糖类食物和时间4个因素，缺一不可（图1-2）。无菌动物实验结果证实，没有细菌就没有龋病。口腔细菌利用口腔的糖类食物发酵产酸，如果患者不能保持良好的口腔卫生，使酸长期堆积在牙齿表面，造成脱矿引起龋齿。

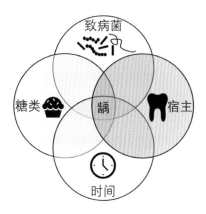

图 1-2　龋病病因的 4 个因素

## 口腔细菌

龋病是慢性细菌性疾病，细菌是主要致龋因子。已知口腔有 700 多种细菌，但不是所有的细菌都致龋，引起龋病的细菌必须具有以下特征：①能够黏附在牙齿表面；②利用碳水化合物产生有机酸；③合成细胞内外多糖，维持细菌的持续代谢。目前认为主要的致龋菌有变异链球菌、乳酸杆菌、放线菌等。定期口腔卫生检查和保健，清除口腔细菌对早期防治龋病非常重要。

## 宿主因素

宿主因素是指个体对龋病的易患程度，主要包括全身状况、唾液、牙形态结构、牙排列、口腔卫生状况等。全身状况关乎龋病的发生、发展，人体的全身状况又受到发育、遗传、内分泌、营养、免疫等因素的影响。开展人发育和牙颌系统发育的全过程管理，是提高宿主抵抗力、降低龋病发生的关键。

唾液是人体主要体液，正常每日分泌量为 1000 ～ 1500 mL，唾液的量和质在龋病发生中起到重要作用。唾液具有双重性，唾液的温度、湿度和丰富的营养物质为口腔细菌的生存提供条件，唾液糖蛋白选择性黏附在牙表面形成获得性膜，是牙菌斑生物膜形成的第一步，绝大多数口腔细菌通过获得性膜黏附在牙表面。同时，唾液的化学缓冲系统和机械冲洗作用，不断缓冲和稀释细菌产生的有机酸，降低酸对牙的脱矿作用。唾液腺疾病、头颈肿瘤放射治疗等造成唾液腺破坏、唾液分泌减少，龋病发生明显增加。

## 食物因素

随着人类食物逐渐精细，碳水化合物的摄入量增加，也增加了龋病发病的机会。糖的致龋作用与其种类、摄入量和摄入频率有关。糖的种类、性状不同，致龋力亦不相同，单糖和双糖易被细菌利用产酸，多糖则不易被细菌所利用；黏度大的糖比糖溶液致龋力强。进食糖类的频率和方式等也可影响龋病发病。蔗糖是重要的致龋食物。葡萄糖扩散进入牙菌斑生物膜和产酸力与蔗糖相似，但细菌利用蔗糖合成细胞外多糖的速度较葡萄糖和果糖混合物要快，其原因是细菌的葡萄糖基转移酶能断裂双糖链，利用其释放的能量合成细胞外多糖。细菌也能利用食物中的糖产生并储存糖原类型的细胞内多糖。当碳水化合物缺乏时，细胞内多糖与细胞外多糖一样均可被细菌利用，持续代谢产酸。

## 📖 时间因素

龋病发病的每个过程都需要一定时间。从清洁的牙表面形成唾液获得性膜，到细菌在其表面的黏附定植形成牙菌斑生物膜（图1-3）；从细菌代谢碳水化合物产酸到造成牙脱矿等均需要一定时间。龋病的时间因素重要意义在于，龋病是一种口腔慢性病，从细菌的表面黏附到形成龋损需要较长的时间，有足够的时间开展对龋病的早期预防、早期发现和早期治疗。

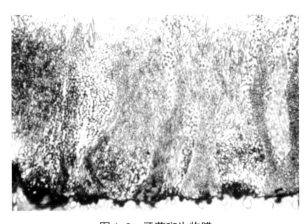

图1-3 牙菌斑生物膜

牙菌斑生物膜是黏附在牙表面以细菌为主体的微生态环境，分为获得性膜形成、细菌黏附定植和菌斑成熟3个阶段，成熟牙菌斑生物膜的标志是膜内细菌形成栅栏状和谷穗状结构。牙菌斑生物膜的基底层与牙表面连接，由唾液糖蛋白选择性吸附在牙表面形成获得性膜，为细菌的黏附与定植提供条件。牙菌斑生物膜的中间层是稠密层，是菌斑体部，由各种微生物构成，为了养料和氧进入菌斑，微生物排列呈栅栏状，垂直于牙表面。牙菌斑生物膜的表层结构松散，细胞间隙较宽，细菌排列形成谷穗状或玉米棒状结构。牙菌斑生物膜的主要成分是细胞、细胞间基质，包括蛋白质、细胞外多糖、矿物质等。

龋病的发病基本过程是口腔微生物黏附在牙表面形成牙菌斑生物膜，牙菌斑生物膜细菌利用环境中的糖类食物代谢产酸，引起牙体硬组织脱矿，形成龋损。早期龋出现牙透明度降低、牙釉质表面呈白垩色改变；继而病变部位色素沉着，局部呈黄褐色或棕褐色，此时尚无牙体缺损。随着破坏的深入，牙体缺损形成龋损甚至龋洞，龋洞一旦形成则不能自行恢复。牙菌斑生物膜是龋病发生的始动因子，没有菌斑就没有龋病。

# 龋病的危害

龋病是常见细菌性疾病，在各种疾病的发病率中位居前列。龋病进展缓慢，且一般情况下不危及患者生命，因此，不易受到人们的重视。但是，龋病及其继发病作为口腔慢性细菌性疾病，可以加重或诱发全身系统性疾病。因此，龋病被世界卫生组织列为人类重点防治的口腔疾病。龋病的危害包括直接危害和间接危害。

## 直接危害

龋病若不早期发现，不及时治疗，损害将向牙体深部发展，可引起牙髓病、根尖周病、颌骨骨髓炎、间隙感染、颌骨囊肿等。

## 间接危害

作为口腔慢性细菌性疾病，龋病及其继发病作为一种牙源性病灶，可以加重或者诱发全身系统性疾病。龋病与消化系统疾病、心血管系统疾病、呼吸系统疾病、神经系统疾病、骨关节炎、不良妊娠结局等有关。因此，有效防控龋病，对患者维护口腔和全身健康、提高生存质量有着重要的意义。

# 全生命周期龋病管理

健康管理指对个人或人群的健康危险因素进行全面管理的过程，达到有效控制疾病发生、发展的目的。健康管理基于健康体检，建立个人健康档案，给出健康状况评估，提出个性化的健康管理方案。

全生命周期龋病管理是针对不同的年龄阶段和生理特点，进行群体管理；针对不同风险因素和风险程度，进行个性管理；调控影响龋病发生、发展的多种因素，恢复口腔微生态平衡，控制龋病进展，维护或重建牙齿形态与功能。

## 备孕期龋病管理

龋病与口腔卫生状况有着密切关系，家庭成员的口腔保健意识和行为可以互相影响乃至潜移默化。女性孕期由于激素水平改变，母体的饮食次数和数量增加，易偏食，口腔卫生情况相对较差，是龋病高发阶段。备孕夫妇应该戒断不良的生活习惯，如吸烟、嗜酒等，因其可导致不良妊娠结局，如低体重儿、早产儿、孕期出血等。过量饮酒会导致胎儿乙醇综合征，造成胎儿发育障碍，如遗传性口颌系统疾病、遗传性牙病、全身遗传性疾病。

备孕期进行全面的口腔检查和治疗是预防和消除孕期口腔疾病隐患的唯一方案。建议准备怀孕的母体在怀孕前 6 个月进行一次全面的口腔检查；坚持刷牙、使用含氟牙膏、使用牙线清洁口腔；适当食用口香糖可以促进唾液分泌、抑制细菌和清洁牙齿；合理膳食，少吃甜食和零食，避免过量摄食酸性食物；了解孕期相关知识。

## 孕期龋病管理

孕期是女性一生中特殊的生理阶段，也是维护口腔健康的重要时期。孕期的口腔保健有着双重意义，不仅关系到孕产妇自身的健康，还与胎儿牙颌系统的发育密切相关。女性孕期激素水平变化大，包括人绒毛膜促性腺激素、雌激素、黄体酮、胎盘生乳素等，女性孕期进食频率的增加、饮食结构的变化、易忽略口腔卫生保健的不良习惯，均会导致龋病发生。孕期是胎儿口颌系统发育的关键阶段，补充叶酸、蛋白质、维生素、微量元素等，有利于胎儿的口颌系统发育。

孕期生理状况的变化及饮食结构的改变导致女性易患龋病，故而维护孕期口腔卫生极为重要，建议定期咨询口腔科医师，及早预防龋病。

## 婴幼儿口腔保健

0～3岁是儿童生长发育最旺盛的时期，也是智力迅速发展和个性开始形成的时期，完整、健康的乳牙列能够发挥正常的咀嚼功能，有利于儿童准确发音和维持健康心理状态，保障恒牙和颌面部骨骼的正常生长发育。

0～3岁的儿童在牙齿萌出前，以母乳或奶瓶喂养后，再喂点温水，冲洗口腔内残留的食物，或由家长将消毒棉花、湿纱布套在手指上擦拭舌头及牙龈处的奶渣，防止口腔细菌滋生，降低龋病的发生率。儿童第一颗乳牙萌出的6个月内应做一次口腔健康评估，建议由儿童口腔科医师检查并评估儿童患龋病的风险，制订有针对性的口腔卫生指导方案，如果发现龋病应及早诊治，并在此后每半年检查一次牙齿，对于高患龋风险的婴幼儿还应定期涂氟。乳牙萌出后可以用婴幼儿专用牙刷清洁牙齿。

## 学龄前儿童龋病管理

学龄前儿童是指3～6岁的儿童，此时大部分儿童都已进入幼儿园学习，有一定的独立性，儿童的动手能力和四肢协调性明显增加，但仍不具备独立的自我口腔保健能力，需要在家长和幼教老师的帮助下完成口腔清洁。

由于颌骨的发育，学龄前儿童的乳牙间出现生理性间隙，为后续恒牙的萌出提供足够的空间。儿童口腔不良习惯，如吮指、咬下唇、吐舌、口呼吸等，应尽早戒除，否则会造成上颌前突、牙弓狭窄、牙列拥挤等口颌畸形。

## 学龄期儿童龋病管理

学龄期儿童是指 6 ～ 12 岁儿童，其最大的变化是乳牙、恒牙的替换。6 ～ 12 岁是儿童口腔健康观念和行为的形成期，也是接受新知识、树立新观念、培养终生口腔卫生好习惯的最佳时期，做好学龄期儿童的口腔保健，能够对儿童一生的口腔健康起到积极的作用，故应加强对龋病的预防和健康生活方式的培养。

第一恒磨牙是儿童最早萌出的恒牙，最容易发生龋病，甚至造成过早脱落，保护儿童的第一恒磨牙极为重要。该阶段牙弓开始发生变化，出现生理性间隙，为换牙做准备，因此易造成食物嵌塞，引发邻面龋，要学会使用牙线，去除嵌塞的食物残渣，保持牙齿间清洁、窝沟封闭是预防恒磨牙窝沟龋的有效方法。

## 青少年龋病管理

青春期青少年（12 ～ 18 岁）除智齿外，恒牙均已萌出，但形态和结构尚未完全成熟。年轻恒牙具有牙体硬组织矿化不完全、牙髓腔宽大的结构特点，龋病进展迅速，易导致牙髓根尖周疾病的发生。错𬌗畸形是由于先天遗传因素或后天不良口腔习惯等，导致牙排列、颌骨发育等问题，可通过正畸治疗实现牙列颌骨形态和功能的平衡、协调、美观。

青少年正处于生长发育旺盛时期，要坚持早晚刷牙、饭后漱口，使用含氟牙膏和牙线清洁牙齿，做窝沟封闭、局部用氟，控制食糖，定期进行口腔检查。

## 成年人龋病管理

成年人具备自主生活能力和学习方式，需要养成良好的口腔卫生习惯、定期进行口腔检查和做好口腔卫生保健，这是成年人预防龋病的有效措施。根据风险评估等级对患龋的成年人采取不同的管理措施，包括诊室干预措施和家庭干预措施。

## 老年人龋病管理

1980 年，联合国确定 60 岁为人口进入老年阶段的分界线，并规定60 岁以上的老年人占总人口 10% 以上的国家为老年型国家，我国正处于人口老龄化的快速发展期。增龄是影响人体所有系统的生理过程，口腔微生物群组成的变化与年龄的变化相关，为适应增龄微生态的健康或形成疾病建立的微生物群落，典型症状为牙龈萎缩、牙根暴露、牙缝变大、唾液分泌减少等情况，根面龋高发，导致牙齿缺失。因此，老年人要更加关注口腔卫生，坚持刷牙漱口，学会使用牙线、牙间隙刷、电动牙刷等工具辅助清洁口腔。定期进行口腔检查，预防或改善龋病，做到早发现、早治疗，提高天然牙的保存率。

## 健康口腔的标准

口腔健康是全身健康的重要组成部分，是社会文明的重要标志。2017 年，国家卫生健康委提出"三减三健"的健康生活方式，即减盐、减油、减糖，健康口腔、健康体重、健康骨骼。全民健康从"齿"开始，减糖和健康口腔的作用非常重要。健康口腔的标准应该包括良好的口腔卫生习惯。定期口腔健康检查、保持健全的口腔功能、没有口腔疾病，实现"8020"，即健康生活到 80 岁时，还保留着 20 颗健康的天然牙。

2019 年，国家卫生健康委办公厅公布《健康口腔行动方案 2019—2025 年》，全面实施健康中国战略，推进健康中国建设。按照行动方案，到 2020 年，口腔卫生服务体系基本健全，口腔卫生服务能力整体提升，儿童、老年人等重点人群口腔保健水平稳步提高。到 2025 年，健康口腔社会支持性环境基本形成，人群口腔健康素养水平和健康行为形成率大幅提升，口腔健康服务覆盖全人群、全生命周期，更好满足人民群众健康需求。2020 年 9 月，中华口腔医学会提出 2021—2023 年学术年会新主题——"健康口腔，保护天然牙"。

（周学东）

# 第二章
## 龋病预防篇

# 龋病的流行情况

在我国，龋病发病率呈缓慢上升趋势，地区间差异明显，城市及农村差距较大。2017年第四次全国口腔健康流行病学调查结果显示，以12岁年龄组恒牙龋均作为衡量龋病患病水平的重要标准，我国龋病的患病状况（龋均0.86）相对全球（龋均1.86）而言，尚属于较低水平，但是和10年前相比，平均每人增加了0.32颗龋齿，上升59.3%，上升幅度较大。

## 儿童龋病流行状况

全国3～5岁年龄组的乳牙患龋率为62.5%，乳牙龋均龋失补牙数（decay missing filling tooth，DMFT）为3.35。其中5岁年龄组的乳牙患龋率最高（71.9%），乳牙龋均（DMFT均数）为4.24；4岁及3岁年龄组乳牙的患龋率分别为63.6%和50.8%，乳牙龋均（DMFT均数）分别为3.4和2.28，可以明显看出儿童乳牙患龋状况随年龄增加而加重。儿童乳牙龋病患病率农村高于城市，龋补充填比则为城市高于农村，男女间差别不明显。在5岁患龋儿童中，有2颗龋损牙的人数最多。在2007—2017年的10年间，我国5岁年龄组乳牙龋病患病水平呈明显上升趋势，患龋率从66%上升到71.9%，上升了5.9个百分点，龋均从3.5上升到4.24，上升了0.74。我国3～5岁儿童乳牙龋患病率处于非常高的水平，一半以上3岁年龄组儿童患有龋病，5岁年龄组儿童龋病患病率更是高达71.9%，多数龋病未经治疗（95.8%），而已行充填治疗的仅占4%，呈现出患病率高但治疗率极低的现状，值得高度重视。

## 青少年龋病流行状况

全国12～15岁年龄组的恒牙患龋率为41.9%，恒牙龋均（DMFT均数）为1.04，龋补充填比为17.5%。全国12岁年龄组恒牙患龋率为38.5%，恒牙龋均（DMFT均数）为0.86，龋补充填比为16.5%；15岁年龄组恒牙患龋率更高（44.4%），恒牙龋均（DMFT均数）为1.2，龋补充填比为18.5%。与儿童组一样，全国12岁和15岁年龄组恒牙患龋率、龋均（DMFT均数）为农村高于城市，而龋补充填比则为城市高于农村。全国12岁和15岁年龄组恒牙患龋率、恒牙龋均（DMFT均数）、龋补充填比均呈现女性高于男性。在2007—2017年的10年间，我国12岁年龄组恒牙龋病患病水平呈明显上升趋势，患龋率从28.9%上升到38.5%，上升了9.6个百分点，龋均从0.54上升到0.86，上升了0.32（59.3%），上升幅度较大。青少年龋病患病率明显上升的严峻情况值得关注和重视。

## 中年人龋病流行状况

全国35～44岁年龄组恒牙患龋率高达89%，恒牙龋均（DMFT均数）为4.54，龋补充填比为26.6%。恒牙患龋率和龋均（DMFT均数）城乡差别不明显，龋补充填比城市高于农村。恒牙患龋率、龋均（DMFT均数）、龋补充填比均为女性高于男性。35～44岁年龄组所患龋齿中龋、失、补构成比分别为 34.5%、53%、12.5%。此外，该年龄组根面龋的患病率为 25.4%，农村高于城市，女性高于男性。恒牙根面龋均为 0.57，农村高于城市，女性高于男性。35～44岁年龄组所患根龋中龋补构成比分别为 98.2%、1.8%。该年龄组平均存留牙数为 29.6 颗，城乡差别不明显；男、女分别为 29.69 颗、29.5 颗，男性略高于女性。全国 35～44 岁年龄组无牙颌率小于 0.01%。全国 55～64 岁年龄组恒牙患龋率为 95.6%，恒牙龋均（DMFT 均数）为 8.69，龋补充填比为 16.9%。恒牙龋均（DMFT 均数）农村高于城市，龋补充填比城市高于农村。恒牙患龋率、龋均（DMFT 均数）、龋补充填比均为女性高于男性。55～64 岁年龄组所患龋齿中龋、失、补构成比分别为 28.3%、65.9%、5.8%。此外，该年龄组恒牙根面龋的患病率为 51%，农村高于城市，女性高于男性。恒牙根龋龋均为 1.66，农村高于城市，女性高于男性。55～64 岁年龄组所患根龋中龋补构成比分别为 96.4%、3.6%。该年龄组平均存留牙数为 26.27 颗，城市（26.46 颗）略高于农村（26.08 颗）；女性（26.4 颗）略高于男性（26.14 颗）。全国 55～64 岁年龄组无牙颌率为 1.1%。

## 老年人龋病流行状况

我国几乎所有的老年人都患有龋病，全国 65～74 岁年龄组恒牙患龋率为 98%，恒牙龋均（DMFT 均数）为 13.33，而龋补充填比仅为 12.8%。恒牙患龋率、龋均（DMFT 均数）城乡差异不明显，龋补充填比城市高于农村。恒牙患龋率、龋均（DMFT 均数）、龋补充填比均为女性高于男性。65～74 岁年龄组所患龋齿中龋、失、补构成比分别为 25%、71.3%、3.7%。该年龄组恒牙根龋的患病率为 61.9%，农村略高于城市，女性高于男性。恒牙根面龋龋均为 2.64，城市高于农村，女性高于男性。55～64 岁年龄组所患根龋中龋补构成比分别为 97%、3%。该年龄组平均存留牙数为 22.5 颗。城、乡分别为 23.01 颗、21.96 颗，城市高于农村；男女差别不明显。全国 65～74 岁年龄组无牙颌率为 4.5%。值得注意的是，在 2005—2015 年的 10 年间，中老年人无牙颌率出现明显下降的趋势，65～74 岁年龄组无牙颌率从 6.82% 下降到 4.5%。同时，老年人存留牙数有明显上升，65～74 岁年龄组存留牙数增加了 1.53 颗。

## 龋病的疾病负担

2015 年全球疾病负担调查显示，在全球 313 种被调查的疾病中，未经治疗的恒牙的龋损是最常见的情况，影响着全球超过 25 亿人口，未经治疗的乳牙龋损则影响了 5.7 亿儿童。据估算，2015 年口腔疾病引起的总花费为 5444.1 亿美元，其中口腔疾病直接相关花费估计为 3568 亿美元，而间接的生产力降低相关花费估计为 1876.1 亿美元，与 2010 年报道的 4420 亿美元的总花费有所增加。调查显示，在所有的口腔疾病中，牙脱落造成的全球生产力损失占比高达 67%，其次是严重的牙周炎（21%）和未治疗的龋齿（12%）。按照购买力平定的价格进行调整之后，发现人均口腔疾病相关直接花费最高的地区为高收入的北美洲、大洋洲、欧洲西部，高收入的亚太地区和东亚地区；而人均生产力损失最高的地区为欧洲西部、大洋洲、高收入的北美洲、高收入的亚太地区和欧洲中部。对于我国所在的东亚地区，未经治疗的乳牙龋损造成的生产力损失约为 1.5 亿美元，而对于未经治疗的恒牙龋损造成的生产力损失可能高达 20 亿美元。从经济学角度来看，改善口腔健康是非常有益和必要的，在可用资源的基础上，有助于人们福祉的进一步增加。

# 龋病对人类健康的影响

《中国防治慢性病中长期规划（2017—2025 年）》中提出，要控制慢性病的危险因素，加强健康教育，强化规范诊疗，促进医防协同，推动实现人民全生命周期健康。全生命周期健康战略的提出成为慢性病防控的关键契机。基于全生命周期的慢性病管理策略，全生命周期龋病管理的理念被提出并得到高度重视。龋病对人们全生命周期的生活质量都存在着负面影响，小至幼童、儿童、青少年，大至成年人（18 ～ 65 岁）和老年人（＞ 65 岁），龋病的发生、发展在不同程度上影响着不同人群的生活质量。

## 龋病对患者生存质量的影响

长期未治疗的龋病可能导致儿童偏侧咀嚼，双侧面部发育不对称，同时还可能影响恒牙的正常萌出及发育。对于儿童甚至年龄很小的幼童，龋病会对其口腔健康相关的生存质量产生负面影响，如对其日常活动，如进食、饮水、发音等造成负面影响，不仅如此，还可能对儿童的情绪和心理健康造成不良影响，如儿童可能变得急躁或沮丧、避免在其他小朋友面前笑或者说话。同时，龋病也可能影响到儿童的父母，如父母会因为儿童的口腔状况而感到心烦或者内疚，也可能会因为口腔问题影响家庭的经济状况等。在中老年群体中，龋病可能引起不适、疼痛、感染、牙缺失、牙体折断，以至于影响咀嚼效率、进食及口腔健康相关的生存质量。另外，龋病与其他全身系统性疾病相关，如感染（心内膜炎）、全身系统性疾病（糖尿病）、急性进展性疾病（吸入性肺炎）。因此，龋病不仅影响老年患者的口腔健康及相关生存质量，同时由于老年群体的全身健康状况较为脆弱，龋病对其全身健康可能产生更大的不良影响。

## 龋病对儿童生长发育的影响

乳牙的龋病与幼儿营养不良密切相关，相对于没有龋病的儿童，患有严重早期龋损的儿童营养健康状况较差。有研究显示，龋病与儿童不良生长发育及低增加体重相关。关于龋病的治疗是否能够促进儿童的生长发育目前尚无定论，仍需要长期随访的科学研究来寻找这方面的临床证据。然而可以肯定的是，对严重龋病的治疗可以明显缓解儿童的牙痛症状和降低败血症发生的概率，同时提高儿童及其父母对其牙和微笑的满意程度，对儿童食欲的改善产生积极作用。龋病除了对儿童成长发育产生负面影响，也影响学校教育。有研究显示，口腔健康状况较差的儿童有可能失学率更高，学习状况较差。

# 龋病的影响因素

龋病是一种由多因素导致的慢性非传染性疾病，是牙结构与其表面的微生物膜、糖、唾液，以及遗传和行为等多个因素之间相互作用的结果。龋病是一个动态的过程，是牙体组织的脱矿和再矿化的周期性交替的过程，在足够的时间内如果发生大量脱矿，就会导致龋病在牙体组织中的发生、发展。不良致病因素，如致龋菌、高频率进食可酵解的碳水化合物和唾液腺功能异常等都会促使脱矿的发生，使原有的平衡被打破，向着疾病方向发展。而保护因素，如氟和唾液中的相关保护成分等，可以促进牙体组织的再矿化，进而停止龋病的进展，使其成为静止性龋损。因此，不良致病因素和促进保护因素的平衡就显得十分重要。过去认为龋病是一种感染性疾病，可以通过彻底去除感染的牙体组织，扩大洞型范围至健康的牙体组织后进行充填，从而达到治疗龋病的目的。然而，随着对龋病认识的深入，这种观念已经过时。现代龋病学认为，龋病不是能够去除感染组织而治疗的感染性疾病，而更应该被看作是一种有细菌参与的行为性疾病。这些行为包括口腔卫生相关习惯及行为、饮食选择、口腔健康管理相关行为等，都是龋病预防及发生、发展的相关因素。因此，对于影响龋病发生、发展的各个因素的研究就显得十分重要，而各因素之间并非相互独立，而是相互影响和关联的。

## 龋病微生物与微生态

1890 年，美国牙医 Miller 首次提出龋病是由口腔细菌通过代谢饮食中碳水化合物产生酸而引起的。牙菌斑生物膜是细菌致龋的微生态环境，细菌在其中生长繁殖代谢，其代谢产物造成牙硬组织脱矿，产生龋病。

## 龋病核心微生物

龋病核心微生物是指与龋病发生、发展及其相关的口腔微生物，具有产酸耐酸、表面粘附、产细胞内外多糖等典型生物学特征。目前认为，龋病核心微生物主要有变异链球菌、乳酸杆菌、血链球菌、唾液链球菌、放线菌、奈瑟菌、念珠菌等。

## 龋病好发牙与牙列

龋病在乳牙列与恒牙列均可发生。乳牙列龋病常见于上前牙邻面、尖牙唇面及乳磨牙邻牙𬌗面。早期儿童龋损表现出与牙萌出顺序、进食期间舌头的位置相关的特定模式。上颌切牙是口内最早萌出的牙，龋损常见。下前牙受到进食时舌体的摩擦及丰富的唾液环境的影响所以龋损不常见，当然，在严重龋损的病例中，仍然可见下前牙龋损的发生。恒牙列龋病常见于磨牙𬌗面的点隙沟裂、邻面及颊面的发育沟等。另外，牙龈退缩，釉牙骨质界暴露，与根面龋的发生密切相关。

## 牙釉质发育缺陷会增加龋病的易患性

　　牙釉质发育不良，指牙釉质的矿化程度正常但是釉质的厚度降低，常见于牙体发育的点隙沟裂或者牙体广泛性的釉质厚度降低，多没有特殊明显的临床表现。牙釉质矿化不良，指釉质虽然有正常的厚度但是其矿化程度不足，质地较软，对酸的抵御能力低于正常釉质，临床上常表现为釉质白色不透明斑块，可以被染色成橘色或者棕色，也可能因为受损剥脱。另外，牙列不齐常导致菌斑滞留，可能增加龋病患病风险。一些医源性因素也可能增加龋病的患病风险，如邻面充填体悬突、全冠固定修复体边缘不密合、正畸固定矫治器周围菌斑滞留区等。

## 唾液的质与量

　　正常的唾液分泌对龋病的防治有着重要的影响。唾液中的碳酸氢盐可以对细菌产酸起到缓冲作用，促进口腔环境 pH 的恢复。当口腔环境的临界 pH 低于 5.5 时，口腔环境中的矿物质不再饱和，因此牙体组织中的矿物质开始溶解，即开始脱矿的过程。当口腔环境 pH 恢复时，口腔环境中过饱和的矿物质将会重新回到牙体硬组织中，即再矿化过程的开始。唾液中的钙磷离子参与了受损矿物晶体的修复，是促进再矿化的重要因素。唾液中的特定蛋白质对细菌有着非特异性的抑制作用，主要表现为对细菌黏附及代谢的抑制，甚至可以降低致龋菌的活性。除此以外，唾液的流动和冲刷可以稀释和消除致龋菌及其代谢产物。因此，唾液不仅是一种缓冲剂，中和口腔环境内的酸，调节 pH，同时也储存和提供牙体组织再矿化所必要的钙磷离子。唾液对口腔环境内的细菌有一定的抑制作用，其在口腔环境内的流动可以冲刷带走细菌、细菌代谢产物、酸及糖类。唾液的质与量对口腔健康及抑制龋病发生、发展十分重要。过去认为口干及唾液分泌功能下降仅仅是自然的老龄化退行性改变，然而，现在的观点认为唾液腺的功能减退，一方面是因为老龄化的退行性改变，另一方面与老年人多罹患慢性疾病长期服用药物相关。全身疾病（如舍格伦综合征）、药物（如抗组胺药）、头颈部癌症的放射治疗等都会影响腺体的分泌功能，进而导致唾液分泌过少，唾液成分改变，甚至发生口干症。唾液分泌不足相关的龋病，其早期表现与普通患者的龋病情况相似，即表现为釉质的白垩色病损。与普通患者不同的是，与唾液分泌不足相关的龋损常可发生在不易患龋的解剖位置，如下前牙等。龋病更进一步的阶段，唾液分泌不足相关的龋损可以发生在多颗前牙的唇侧颈缘，并且会进一步扩展至整个牙体的颈部，并可能最终导致牙体折断。唾液分泌不足相关的龋损也可广泛发生于牙冠的唇颊面，进而扩展至舌腭面。

## 📖 遗传因素

　　遗传和基因可能在一定程度上有着同样习惯，如刷牙、使用氟化物和食用糖类频率相似的人为什么会有着不同的龋病患病率。这样还可以避免对患者不必要的指责，使其对维护口腔健康建立信心。随着科学技术的发展，将来可能通过基因检测发现患龋高风险者，加强有效的早期预防和监测。

目前，基因与龋病相关性的研究尚未有结论。很多现有的研究通过双胞胎对龋病的遗传相关性进行评估，然而这一方法的局限性在于很难将遗传相关性因素与双胞胎相似的生活环境、行为习惯等因素对结果造成的影响区别开来。

## 糖与龋病

糖是所有短链的有甜味的碳水化合物的总称，包括单糖（如葡萄糖、果糖、半乳糖、鼠李糖、木糖等）和双糖（如蔗糖、麦芽糖、乳糖等）。日常生活中谈及"糖"，往往指的是蔗糖。目前的研究认为，蔗糖、葡萄糖、果糖和麦芽糖在致龋危险方面没有显著性差异，乳糖和半乳糖的致龋性可能相对较低。所有单糖、双糖及水解类淀粉多糖等可以被口腔内细菌分解产酸的碳水化合物均是龋病发生的危险因素。虽然产酸微生物的种类众多，但口腔内细菌糖代谢的最终产物主要是乳酸，故乳酸也被认为是致龋的主要酸类。Stephan 和 Miller 于 1940 年首次在体外测量了菌斑 pH。他们发现上前牙菌斑的 pH 在静息时约为 6.5，用 10% 葡萄糖溶液冲洗之后，pH 在 3 分钟内迅速下降至 5。约 40 分钟之后，菌斑 pH 逐渐恢复到冲洗前静息时的水平。彻底清洁左侧牙，而未对右侧牙进行清洁，再次用 10% 葡萄糖溶液冲洗，发现左侧牙 pH 并未发生明显下降，而右侧牙 pH 明显下降。这种在碳水化合物影响下牙菌斑 pH 发生改变的测量曲线被称为 Stephan 曲线。经典的 Stephan 曲线有 3 个阶段：①由于细菌产酸，pH 明显而迅速地下降；②一段时间保持较低的 pH，此时细菌产酸与唾液的冲洗中和作用相平衡；③pH 逐渐恢复至正常水平，此时唾液的冲洗中和作用超过了细菌产酸。Stephan 曲线常用来解释高频率进食糖类与龋病发生、发展的密切关系。

## 碳酸饮料与龋病

碳酸饮料内常含有大量的蔗糖、果糖、葡萄糖、麦芽糖等，长期高频率地饮用碳酸饮料会大大提升患龋风险。近年来儿童摄入的饮品类型与过往相比发生了很大的变化，碳酸饮料的摄入量远远高于从前。摄入大量碳酸饮料的儿童（32% 以上摄入的液体为碳酸饮料）的患龋风险是摄入纯水儿童的 2 倍。碳酸饮料的摄入与牙酸蚀症密切相关。不同于龋病（细菌产酸使牙体硬组织脱矿），牙酸蚀症是由于除了细菌产酸之外的酸性物质（碳酸饮料、果汁、胃酸等）造成的牙体硬组织中矿物质的溶解。碳酸饮料中的大量糖类及酸对牙的健康造成了双重危害，增加了牙体硬组织脱矿的可能，可能引发严重的龋齿及牙酸蚀症。

## 膳食结构与龋病

饮食因素被认为是众多疾病共同危险因素中最为重要的因素之一，合理的膳食结构有助于促进口腔健康及全身健康。不良的饮食结构，如长期高频率摄入高糖、高脂肪、高盐、低纤维与低抗氧化剂的食物，与龋病、冠心病、脑卒中、糖尿病、癌症和肥胖的发生、发展相关。高糖饮食的危害尤为突出，细菌代谢糖类产酸是龋病的重要病因；体内多余的糖分解形成的果糖可导致非酒精性脂肪肝；糖可致胰岛素抵抗和代谢综合征，进而发展为 2 型糖尿病，同时还可能刺激胰岛持续分泌过量的胰岛素，导致细胞生长紊乱，新陈代谢异常，损害血管内皮细胞，从而增加癌症及心脑血管病变发生的风险；糖与激素结合后具有独特的促脂肪作用，可引起肥胖及高胆固醇血症。家庭购买大量含糖饮料，母亲高频率摄入含糖饮料等都会增加家中儿童患龋的风险。因此，提倡健康的生活方式是十分必要的，通过"减糖"传递合理膳食的健康理念，拒绝长期高糖饮食，培养科学规范的口腔保健行为，对于口腔健康和全身健康都大有裨益。

## 氟与龋病

氟化物在龋病防治中的重要作用是被广泛认可的。氟化物对于龋病的防治作用取决于口腔环境中的氟离子的含量，并不在于全身系统性吸收的氟化物量。全身系统性吸收过量的氟化物不仅对龋病的防治没有益处，反而可能带来负面影响，重者可能引起氟中毒，轻者可能导致氟斑牙。不论使用何种形式的氟化物（氟化饮水、氟化牙膏、氟片剂、氟化凝胶等），重要的是不引起氟中毒、氟斑牙且能维持口腔环境中的氟离子在有效防龋浓度。氟化物的龋病防治作用主要是通过减少牙体硬组织脱矿及促进其再矿化实现的。羟基磷灰石是构成牙体硬组织的主要矿物质成分，正常口腔环境和 pH 的情况下，唾液内钙磷离子处于过饱和状态。当环境平衡被打破，如细菌分解糖类产酸，口腔环境内 pH 下降，牙釉质表面的羟基磷灰石就会开始分解以增加环境中钙磷离子的浓度，以期再次达到饱和状态，这就是脱矿的发生原因。氟离子可以沉积在脱矿的釉质表面，取代或部分取代羟基形成含氟磷灰石或氟羟磷灰石，促进再矿化的发生。这些整合了氟离子的磷灰石在酸性条件下较羟基磷灰石更加稳定，对酸具有更强的抵御能力，更不易被分解。脱矿和再矿化的过程是在全生命周期中不断重复循环发生的过程，矿物质分解与再沉积的不断循环后，釉质表面的羟基磷灰石可能被含有氟的磷灰石取代，使牙体硬组织在细菌产酸的环境中有着更强的抵抗能力。基于龋病动态化脱矿与再矿化的发生，氟离子可以停止和逆转龋损发生的非常早期（临床前）的改变。高浓度氟离子也可能通过对致龋细菌活性的影响间接降低龋病发生的风险，如直接或间接抑制细胞酶的活性、增强细胞膜的质子渗透性。

## 社会、经济与教育因素

龋病是一种受多因素共同影响作用的非传染性疾病。除了生物学相关因素，社会经济地位与龋病的发生、发展具有相关性，低社会经济地位与高龋病风险密切相关，这在发达国家中更加明显。多项研究证实，低收入家庭及父母受教育程度较低环境中的儿童，其龋病患病风险更高。这些因素不会直接作用于龋病病理进程，但会在很大程度上影响患者的行为习惯和对口腔健康的决定和决策，从而影响龋病的发展和结局。例如，较低收入与较低受教育程度，很可能影响患者对口腔健康的相关决策，如减少口腔治疗的次数、忽视口腔卫生的维护等。因此，在对患者龋病风险进行评估的时候，这些因素都应该被口腔科医师认真考量。

## 全身疾病的影响

头颈部肿瘤化疗、放疗等患者的全身健康状况也与龋病的发生、发展有着相关性。在老年人群中，口干症和唾液腺功能障碍比较常见，超过400种药物都对唾液腺功能存在可能的负面影响，其中90%的处方药都可能引起口干症。老年群体系统性疾病常见，故常服用各类药物，再加上其自身唾液腺功能减弱，使老年人较年轻人更易患口干症和唾液腺功能障碍。一些全身疾病本身也会对患者的唾液分泌造成影响。舍格伦综合征多发于女性，常表现为进行性的唾液腺、泪腺功能丧失。获得性免疫缺陷综合征即艾滋病患者可能出现由淋巴系统损害导致的唾液腺功能障碍。糖尿病患者可能出现唾液分泌状况的改变，特别是糖尿病症状未得到控制的患者。阿尔茨海默病、帕金森病、脑卒中等全身性疾病可能抑制唾液的正常分泌，增加龋病患病风险。头颈部癌症的放射治疗会破坏唾液分泌腺结构，造成永久性的唾液分泌功能丧失或降低；全身性化疗有时也可能对唾液腺的功能造成影响，短期内可能造成唾液流速降低及口腔内耐酸细菌的增加。

# 龋病的风险评估

龋病风险评估是针对未患龋个体，预测其在未来一定时间内新龋发生的可能性；或者针对发生龋齿的个体，在未来一定时间内龋齿增加的可能性，通常用相对风险或绝对风险来表示。对于群体而言，则在个体龋风险评估的基础上，根据不同人群中不同龋风险等级人数所占的比例大小来分析该类人群中哪种风险等级所占的比例最大，以便确定该人群的防治重点。

以龋病风险评估为基础的龋病预防和疾病管理已被认为是现代龋病管理的基础。通过龋病风险评估，能确定患者在一定时间内发生新龋的可能性。其重要意义在于：①辨别出最可能患龋的人群；②给这些人群提供合适的预防和治疗方法以阻止龋病的发生和发展。基于年龄、生物学因素、保护性因素和临床发现的龋病风险评估应该被口腔医务人员采用作为新的周期性口腔检查中的常规组成部分。通过评价危险因素和保护性因素各自的优势后估计高、中、低龋病危险性，可以使医师采用基于更多证据的防治方法，以及建立周期性和预防性诊断、预防和治疗修复服务。

一个理想的龋病风险评估系统应具备较高的有效性、可靠性及使用简便且花费低等特点。龋病风险评估模式目前包括饮食、氟的暴露、宿主龋病易患性、微生物等因素，以及与以上因素相互影响的各种社会、文化和行为因素。患龋经历是最重要的预测指标。儿童既往患龋经历可以作为乳牙或恒牙未来患龋情况的预测指标，尤其是第一恒磨牙是预测儿童未来患龋情况的最佳指标。随着早期龋检测方法与技术的发展，牙面脱矿白垩斑已经作为龋齿风险评估的重要指标。

## 龋病活跃性试验

龋病活跃性试验特指以致龋菌及酸性产物为指标，检测个体与人群可能发生龋病危险因素的敏感程度的试验，这是一种预报性检测，可为预防龋措施的确定提供信息。

## 变异链球菌龋病活跃性试验

临床可以观察唾液中每毫升菌落形成单位（CFU/mL）的变形链球菌数量来判断龋的活性。通常使用含有轻唾选择培养液的 5 mL 带螺帽的培养试管，标准的塑胶附着板、杆菌肽纸片及石蜡。受试者咀嚼一粒石蜡丸 1 分钟后，持附着板在舌背部翻转涂抹 10 次，立即将板放置于专用培养试管内，旋上螺帽，37 ℃、8 小时培养后，计数在附着板上的变形链球菌（蓝色）密度情况进行判断。结果分 4 级："0 和 1" < 105（CFU/mL）；"2" < 105 ～ 106（CFU/mL）；"3" > 106（CFU/mL）。"3" 为高龋活性。

## 乳酸杆菌龋病活跃性试验

临床可以观察唾液中每毫升菌落形成单位（CFU/mL）的乳酸杆菌数量来判断龋的活性。试剂盒通常为含乳酸杆菌选择固体培养基试板，带螺帽培养管。受试者先咀嚼一粒石蜡丸 1 分钟后，收集唾液于容器内，再将唾液均匀浇在培养板上的培养基表面，悬去多余唾液，放置于培养管内，35 ℃、4 天培养，计数培养板上附着乳酸杆菌菌落密度进行判断。结果判断：> 10 000/mL（104 CFU/mL）即为高龋活性。

## 菌斑产酸力龋病活跃性试验

滞留于牙面菌斑内的变形链球菌、乳酸杆菌、放线菌等细菌共同作用，利用牙面残留的碳水化合物代谢产酸，从而造成牙体硬组织脱矿、溶解、腐蚀性损坏，进而形成龋齿。目前人们通过在体外培养检测口腔内致龋菌群的产酸能力，对龋病的患病风险进行早期预测和精确把握，进而对被检者的龋易患风险进行科学的量化分级。

菌斑产酸力龋病活跃性试验的检测方法以胰蛋白为氮源、蔗糖为碳源、溴甲酚为酸性显示剂，用棉签轻轻擦拭齿表面采取菌样，经 48 小时的 37 ℃恒温培养，通过肉眼观察试剂颜色的变化，对致龋菌群的生长及分解蔗糖的程度进行结果判定，进而判定人体对龋病的敏感度。结果判断：蓝紫色（－）；绿色（＋）；黄绿色（＋＋）；黄色（＋＋＋）。（＋＋）培养管内 pH 5.0 ～ 5.5 为危险龋活性，（＋＋＋）为明显龋活性。

## 唾液流率检测

唾液流率是龋危险性评估的有效工具，而且比较容易测定。常用的唾液流率测定方法包括静态唾液总流率测定和动态唾液总流率测定。静态唾液总流率反映唾液腺在无任何刺激状态下的基础分泌，常用吐取法测定，使唾液在口底聚集，受试者每隔 60 秒将其吐入试管，一般收集 5 分钟，低于 1 mL 为异常减低。动态唾液总流率指唾液腺在刺激状态下的分泌情况，一般认为可反映唾液腺的储备功能，常用咀嚼刺激法，将 1 g 胶姆以每分钟 20 次的频率咀嚼 10 分钟，低于 10 mL 为异常减低。咀嚼法不影响唾液成分，但不易保持恒定的咀嚼力。

## 唾液缓冲能力测定

唾液缓冲能力是维持宿主唾液 pH 的重要保证，是宿主重要的内源性抗龋因素，唾液缓冲能力下降，将导致龋病风险性增加。正常情况下，由于唾液中存在重碳酸盐、磷酸盐等缓冲体系，缓冲能力强，唾液的 pH 维持在中性（介于 5.6 ～ 7.6，平均为 6 ～ 8），患龋率低。通常采用 Dentobuff Strip 试验检测唾液的缓冲能力及 pH，并根据其变化进行龋病的风险评估。该方法简单易行，当试纸条变为绿色，表示 pH 6，说明唾液缓冲能力较差，可视为易患龋人群。滴定法是采集一定量的唾液，用酸溶液进行滴定，测定样本唾液达到一定 pH 所消耗的酸容量，以此判断样本唾液中重碳酸盐和磷酸盐缓冲系统的缓冲能力，所用的酸越多，则唾液的缓冲能力越强，抗龋性越好。

## 龋病多因素风险评估

龋病病因复杂，多种因素均与其发生密切相关，对大多数人而言，仅针对单一因素的龋活跃性试验往往不能代表受试者口腔整体情况，不能有效对患龋风险进行预测，有必要使用多因素模型来进行判断。目前国际上主要有 ADA 龋病风险评估系统、龋病风险评估系统 CAT 工具（Cariesrisk Assessment Tool）、龋病风险评估系统 CAMBRA（Caries Management by Risk Assessment）、龋病风险评估系统 Cariogram。国内尚无完善的多因素龋病风险评估系统，能否将国外现有的龋病风险评估系统用于国内还有待进一步评价。

# 龋病的公共卫生管理

1989 年，由卫生部、教育部等联合签署，确定每年的 9 月 20 日为全国 "爱牙日"。建立全国 "爱牙日" 是我国开展群众性口腔健康教育活动的一个创举，是推动我国口腔预防保健事业发展的一项重要举措。爱牙日的宗旨是通过爱牙日活动，广泛动员社会力量，在群众中进行口腔疾病预防知识的普及教育，增强口腔健康观念和自我口腔保健意识，建立口腔保健行为，从而提高全民的口腔健康水平。

# 口腔自我保健技术

## 📖 菌斑检测技术

菌斑是无色、柔软的物质，黏附于牙面，肉眼不易辨认，可借助菌斑显示剂，使菌斑染色而显现。菌斑显示剂大多由染料制成，剂型有溶液和片剂两类。液体菌斑显示剂的使用方法是将蘸有显示剂的小棉球涂布牙面，滞留 1 分钟后漱口，无菌斑处显示剂被冲掉，有菌斑处显示剂不易被冲掉而着色。使用片剂可嘱患者将药片放入口中左右侧共咀嚼 1 分钟，再用舌舔至牙的颊舌面，然后漱口，菌斑可被染色。常用的菌斑染色剂有：2% 碱性品红、2% ～ 5% 藻红、酒石黄、1.0% ～ 2.5% 孔雀绿、荧光素钠等。应注意部分患者对显示剂中的某些成分可能发生过敏反应，故使用前要仔细询问过敏史。在特殊的蓝色光源下，菌斑显出黄色，在日光下不显示颜色，这是在家庭条件下可以采用的显示菌斑的方法。

## 自我菌斑控制技术

牙菌斑是一种细菌性生物膜，从牙表面去除后还会不断重新形成。菌斑控制日常清除牙菌斑并防止其在牙面及邻近牙龈表面上继续形成，是预防和治疗龋病、牙周病的重要方法，更是维持牙周组织健康必不可少的措施。良好的菌斑控制计划应该是连续的、终身的，坚持每天彻底清除菌斑，才能预防龋病和牙周病的发生和复发。菌斑控制的主要措施是个人刷牙。除此之外，提倡使用邻面清洁工具如牙线、牙签、邻间牙刷清洁牙邻面，从而更好地达到日常控制菌斑的目的。

## 口腔护理用品

口腔护理用品是指通过洗刷、含漱、涂擦、喷洒、刮擦、贴或者其他类似方式，作用于人们的牙、口腔黏膜或义齿，以达到清洁、减轻不良气味乃至修饰、维护的目的，使之保持良好状态的日用产品。口腔护理用品大致可分为牙膏、牙刷、清洁牙缝用的纱线（牙线）、口腔及牙清洁剂、其他洁齿品5类。

## 防龋牙膏

牙膏主要是通过抑制牙脱矿或促进牙再矿化作用，达到控制龋病形成，或通过减少菌斑细菌和降低其产酸性以达到防止龋病发生的作用。具有防龋功效的牙膏主要是含氟牙膏。在牙膏中应用的氟化物主要有氟化钠、单氟磷酸钠、氟化亚锡和氟化铵等。其中氟化亚锡不同于其他氟化物的特点是可以在防龋的同时提供抑菌和抗牙本质敏感等多种功效。市场上也有加入中草药或者精氨酸等成分的牙膏，也被临床证明有肯定的防龋功效。

## 合格牙刷的特点

合格牙刷具有以下特点：①刷头小，以便在口腔内（特别是口腔后部）转动自如；②刷毛排列合理，一般为10～12束长，3～4束宽，各束之间有一定间距，既有利于有效清除牙菌斑，又使牙刷本身容易清洗；③刷毛较软，长度适当，顶端圆钝，避免牙刷对牙和牙龈的损伤；④牙刷柄长度、宽度适中，并具有防滑设计，使握持方便、感觉舒适。

## 牙刷选择

影响个人选择牙刷的因素包括一个人用牙刷去除牙面菌斑而又不损伤口腔中软硬组织结构的能力、手的灵巧性及按刷牙操作程序进行的意愿和能力、牙龈与牙周的健康状况与解剖特点、牙错位与拥挤程度、个人爱好、医师的推荐和指导等。选择牙刷的基本原则有：①刷头小；②刷毛硬度为中度或软毛；③刷柄易握持；④适合儿童生长发育不同时期的牙刷。已经掌握正确刷牙方法并养成良好刷牙习惯的人根据自己的喜好有较大的选择余地。具体来说：①一般人可选择中毛或软毛、刷毛末端充分磨圆的牙刷，这样的牙刷在保证清洁力的同时对牙龈更加柔和，在刷牙过程中不易造成伤害。②对于不能掌握正确刷牙方法的人，特别是喜欢采用横刷法的人，可适当选择更高效和特殊设计的牙刷，如交叉刷毛的牙刷或合适的电动牙刷。③对于不能养成良好刷牙习惯的人，可配合使用计时器、菌斑显色剂等工具或推荐使用带有智能向导的电动牙刷。④对于舌苔多的人可选择带有舌苔清洁器的牙刷，能帮助清除舌苔，可减轻和预防口臭。还有很多特异型的牙刷是针对口腔内的特殊解剖情况或修复体而设计的，如正畸牙刷、牙缝刷和义齿刷，可以根据具体情况选用几种牙刷组合使用，以最大程度帮助控制牙菌斑，维护口腔健康或延长修复体的使用寿命。

## 巴氏刷牙法

成年人刷牙方式建议使用中华口腔医学会推荐的一种有效去除龈缘

附近及龈沟内菌斑的方法——巴氏刷牙法（图 2-1）。具体操作：选择软毛牙刷，将牙刷与牙长轴呈 45°，指向牙根方向（上颌牙向上、下颌牙向下），按压龈牙交界处，使刷毛部分进入龈沟内，以 2～3 颗牙为一组，以短距离（约 2 mm）水平颤动刷牙 5～6 次，然后将牙刷向牙冠方向转动，拂刷牙面，再移至下一组牙，注意与前一组牙有重叠。前牙舌腭侧可将牙刷垂直，使前部刷毛接触龈缘，上前牙自上而下颤动，下前牙自下而上颤动。刷咬殆面时，刷毛指向咬殆面，稍用力前后来回刷。

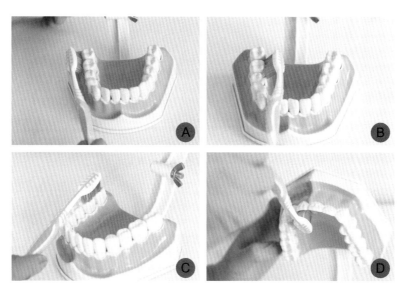

图 2-1　巴氏刷牙法的具体操作

## 阶段性儿童牙刷

儿童在不同年龄段，其口腔环境有不同的特点，因此建议根据不同年龄段的需求有针对性地选择阶段性儿童牙刷。0.5～2.0 岁：乳牙萌出阶段，基本是父母给儿童刷牙，可以从指套型牙刷开始，用宽柄软毛的儿童牙刷，成年人握持可清洁牙面，刷头周围最好是软胶的。2～4岁：乳牙阶段，儿童开始学着自己刷牙，因此要选择能够引起儿童刷牙的兴趣并适合儿童握持、不滑的卡通牙刷柄，同时选择小头软毛的牙刷。5～7岁：儿童开始萌出第一恒磨牙，所以应该使用末端刷毛长的牙刷，这样更有利于清洁萌出过程中的第一恒磨牙。8岁以上：儿童进入混合牙列时期，口腔清洁难度加大，可选择交叉刷毛和有末端动力刷毛的特殊设计牙刷。

## 电动牙刷

只要使用方法正确，电动牙刷与一般手动牙刷差异不大，重点是使用方法正确。电动牙刷使用注意事项同样包括以下几点。①刷对时间：至少且确实使用牙刷每天刷牙2次以上，每次2分钟以上，至少每天仔细使用牙线一次。②放对位置：刷牙外侧及内侧时牙刷的刷头转45°朝向牙龈沟的位置。牙咬殆面：牙刷的刷头直接垂直咬殆面。刷后牙的时候，请微微闭合嘴巴，像在嘴巴里含一颗酸梅一样，双侧脸颊才会放松，这时在后牙的外侧面，牙刷才能放得到位。③请勿重压及锯式刷牙：牙刷刷头轻轻地靠在牙上，不要压到刷毛变形，否则容易造成牙龈和牙受伤。④定期更换刷头。

## 牙刷的正确保管方式

刷牙后，牙刷毛间往往粘有口腔中的食物残渣，同时也有许多细菌附着。因此，要用清水多次冲洗牙刷，并将刷毛上的水分甩干，置于通风处充分干燥。牙刷应每人一把，以防止交叉感染。尼龙牙刷不可浸泡在沸水中，更不能用煮沸法消毒，因为刷毛受高热易弯曲变形。使用 3 个月后，刷毛会有一定程度的弯曲，清洁效率会下降，不能带来预期的口腔清洁效果，不仅失去清洁作用且会擦伤牙龈，应及时更换。

## 📖 牙线

牙线是去除牙邻面的食物残渣、软垢、牙菌斑的常用清洁工具。使用方法：取一段 30 ～ 40 cm 长的牙线，将大部分牙线缠绕于一只手的中指上，剩余的牙线缠绕于另一只手的中指上，用双手的拇指及食指紧紧捏住一段 1.0 ～ 1.5 cm 长的牙线段（图 2-2）。用轻柔的、左右摩擦的动作，让牙线慢慢滑至牙之间。牙线进入牙间隙后分别向口内、口外压紧牙线，将牙线弯成 C 字形，左右拉动牙线，轻柔地上下彻底清洁前、后牙的邻面（图 2-3、图 2-4）。然后向咬殆面把牙线提拉出来。重复以上步骤，直到清洁好每一个牙邻面。不要忘记最后一颗牙的远中面，每清洁完一个区段的牙后，用清水漱口，漱去被刮下的菌斑。牙线可用棉、麻、丝、尼龙或涤纶制成，不宜过粗或太细。有含蜡或不含蜡，也有含香料或含氟牙线。含蜡牙线一般用来去除牙间隙的食物残渣和软垢，但不易去净菌斑。不含蜡牙线上有细小纤维与牙面接触，有利于去除菌斑。也有研究表明，含蜡和不含蜡牙线在去除菌斑方面没有显著性差异。牙周病患者使用牙线之前，应首先进行龈上洁治和根面平整，如磨光邻面的充填体悬突，使之与牙的解剖外形一致，以免钩住牙线使牙线磨损而易拉断。

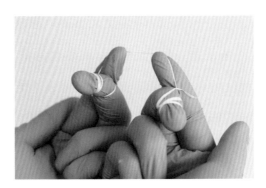

图 2-2　取一段 30 ～ 40 cm 长的牙线，将大部分牙线缠绕于一只手的中指上，
剩余的牙线缠绕于另一只手的中指上

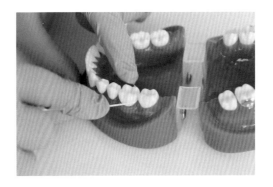

图 2-3　牙线进入牙间隙后分别向口内、口外压紧牙线，将牙线弯成 C 字形

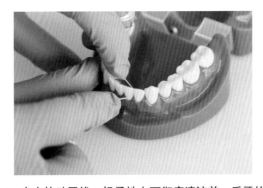

图 2-4　左右拉动牙线，轻柔地上下彻底清洁前、后牙的邻面

## 牙签

在牙龈乳头退缩或牙周治疗后牙间隙增大时，可用牙签清洁邻面和根分叉区，常用的有木质牙签和塑料牙签。木质牙签要有足够的硬度和韧性，避免折断；表面要光滑，没有毛刺，以免刺伤牙龈；横断面以扁圆形或三角形为佳。塑料牙签则根据牙间隙和龈乳头的解剖形态，设计成匕首形，尖端和刀口圆钝且薄，易于进入牙间隙。将牙签以 45° 插入牙间隙，牙签尖端指向殆面，侧面紧贴邻面牙颈部，向殆方剔起或做颊舌向穿刺动作，清除邻面菌斑和嵌塞的食物，并磨光牙面，然后漱口。注意事项：①勿将牙签压入健康的牙龈乳头区，以免形成人为的牙间隙；②使用牙签时动作要轻，以防损伤龈乳头或刺伤龈沟底，破坏上皮附着。

## 牙间隙刷

牙间隙刷状似小型的试管刷，为单束毛刷，有多种大小不同的形态和型号，较小型的牙间刷一般会插上手柄，以便于握持使用，主要用于清除刷牙难以达到的邻面牙菌斑。例如，清除邻面菌斑与食物残渣，清洁矫正器、固定修复体、种植牙、牙周夹板、缺隙保持器及其他常规牙刷难以达到的部位，如前磨牙邻面凹陷处，不论牙线或牙刷都无法清洁，可选用形态适当的牙间刷清除根分叉、凹的根面、最后磨牙远中面等部位的牙菌斑。当牙排列齐时，口腔内有复杂的修复体或牙龈萎缩、根分叉暴露时，可用特制的牙间刷清除邻间污垢，其效果优于牙线。牙间隙刷有 I 型和 L 型。

I 型用于前牙，L 型用于后牙，可根据自身牙缝大小选择合适型号的牙间隙刷。清洁上排牙时将刷头倾斜向下，清洁下排牙时将刷头倾斜向上，位置接近牙根部与牙龈边沿，然后慢慢将刷毛插入牙缝间，前后移动牙间隙刷 3 ~ 4 次（图 2-5）。清洁好之后，将牙间隙刷冲洗干净并及时晾干。戴上自带的刷头保护壳，保护刷毛。

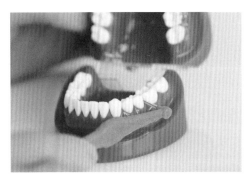
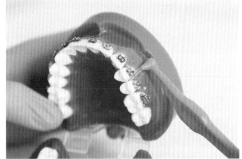

图 2-5　牙间隙刷的使用方法

## 冲牙器

　　冲牙器通过泵体对水加压产生直线形或螺旋形的高压水流来冲刷口腔，可有效清洁刷牙难以达到的牙缝和牙龈深处。使用方法：首先将清水或漱口水加入储水槽中，选择需要的模式；然后将喷嘴尖端沿着牙龈线处放置在牙间，轻轻闭上嘴唇，防止水流喷出口外；启动冲牙器，按照一定的顺序冲洗牙间隙，如先冲洗上颌牙的牙间隙再冲洗下颌牙的牙间隙。每天至少使用电动冲牙器冲洗一次牙间隙，每清洁完一个区域，用清水漱口，漱口冲下来的牙菌斑和食物残渣。

## 📖 漱口水

漱口是最常用的口腔清洁方法之一，可以去除口腔内食物残渣，漱口水中的药物成分可抑制菌斑生长。具体方法是首先将适量漱口液含入口中，然后紧闭口唇，上、下牙列微张开，鼓动腮部及唇部，使漱口液充分接触牙间隙、牙面、牙龈，利用水的力量，前后左右反复冲洗口腔，最后通过吐出漱口液去除食物残渣。漱口液一般用清水或淡盐水，为辅助治疗和预防口腔疾病，常加入一些药物。注意医用药物漱口液应遵医嘱使用，不能作为日常保健用品。

## 📖 餐后漱口与龋病预防

糖是导致龋齿的重要因素，可乐、糖浆、巧克力一定要少吃！有许多日常食物不是"甜食"，也对牙有潜在危险，如米饭，馒头等。小麦的淀粉含量为 63% ～ 65%，玉米的淀粉含量为 65% ～ 72%，大米的淀粉含量 70% ～ 80%，这些食物中的淀粉在唾液淀粉酶作用下转换为麦芽糖，麦芽糖可继续转化为葡萄糖，两者都有高致龋性。由于我国是以谷类为主食的国家，控制饮食中的碳水化合物，即不吃"糖"，显然是不现实的！"糖"致龋的前提是"附着"，附着才会被细菌利用。所以，无论是成年人还是儿童，餐后漱口、及时清除牙面的食物残留，对预防龋齿具有重要意义。

## 漱口

正确的漱口方法是：先含一大口水，并保证口腔有一定的气体存在，闭口用力鼓腮，利用唇颊部肌肉的运动，使水在口腔中充分接触牙面、牙龈和口腔黏膜，利用水的冲力反复冲洗整个口腔，如此重复多次，使残存在牙面、牙间隙、唇颊沟等部位的食物残渣被清除干净。

## 糖代用品与龋病防治

日常生活中食用的糖类有蔗糖、淀粉、乳糖等，蔗糖是公认的致龋食物。蔗糖在口腔内长时间停留，会打破口腔菌群平衡，激活变异链球菌过度生长，在胞外产生细胞外多糖促进菌斑形成。糖被吸收后产生胞内多糖代谢产酸，使牙表面脱矿形成龋洞。蔗糖代用品有两类：一类为高甜度代用品，如天冬苯丙二肽酯、苯甲酰亚胺、环拉酸盐、甜菊糖，这些糖代用品比蔗糖甜 20 ～ 400 倍，有抑菌作用；另一类为低甜度代用品，如木糖醇、山梨醇、甘露醇、麦芽糖、异麦芽酮糖醇等。目前市场上的蔗糖代用品多为木糖醇。在实际生活中，蔗糖代用品还不能完全代替蔗糖，因此，控制食糖频率，吃糖后及时清洁口腔，减少糖在口腔内的滞留时间尤为重要。

# 龋病预防基层适宜技术

## 窝沟封闭技术

　　每个人口腔内后侧磨牙的咬𬌗面是凹凸不平的，凹陷的部位就叫窝沟。如果发育不好，这些窝沟非常深，食物和细菌嵌塞进去，很容易发生龋齿，称为窝沟龋。根据口腔流行病学调查，我国青少年90%以上的龋发生在窝沟部位。窝沟封闭预防窝沟龋的原理是用高分子材料把牙的窝沟填平，使牙面变得光滑易清洁。窝沟封闭后，窝沟内原有的细菌被断绝营养的来源，逐渐死亡，外面的致龋细菌不能再进入，达到预防窝沟龋的目的。

　　窝沟封闭不损伤牙体组织（图2-6），将窝沟封闭材料涂布于牙冠咬𬌗面、颊舌面的窝沟点隙，当其流入并渗透窝沟后固化变硬，形成一层保护性的屏障，覆盖在窝沟上，能够阻止致龋菌及酸性代谢产物对牙体的侵蚀，以达到预防窝沟龋的目的。窝沟封闭是一种无痛、无创伤的方法，这项技术在国际上已有50多年的使用历史。窝沟封闭的方法很简单，通过清洁、酸蚀、冲洗干燥、涂布封闭剂和固化几个步骤即可完成。窝沟封闭需有专业人员进行操作，需要必要的仪器设备。

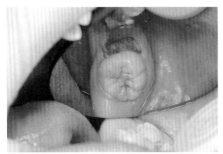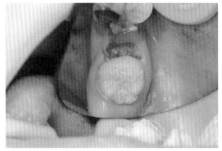

图 2-6　窝沟封闭前后牙面变化

## 氟化物防龋技术

氟化物防龋是 20 世纪预防口腔医学为人类做出的巨大贡献。氟广泛存在于自然界中，人体可以从饮水、食物、空气等多种途径摄入氟。氟是人体健康所必需的一种微量元素，适量的氟化物对人体的代谢产生积极作用。氟化物防龋可以分为全身应用和局部应用。其中全身应用的经典方法是调节饮水中氟化物浓度；局部用氟最常见的是用含氟牙膏刷牙，还包括专业涂氟。氟化物防龋的机制比较复杂，目前公认的观点是：①氟化物能降低牙表层釉质的溶解度并促进釉质再矿化。相同酸度，如果存在氟化物，牙组织的溶解度降低，不容易发生龋损。微小龋损发生后，暴露在氟化物中，可以在一定程度上使龋损逆转。②氟化物能抑制口腔中致龋菌的生长、抑制细菌产酸。致龋菌分解代谢食物残渣产酸，酸溶解牙组织中的矿物质形成龋损，氟化物对该过程有抑制作用。③影响牙的形态结构。在牙发育期间摄入适量氟化物，可以使得牙尖圆钝、沟裂变浅。这种形态改变可以使牙易于自洁，抵抗力增强。

## 含氟牙膏

含氟牙膏可局部使用，很少被人体吸收，因而是安全的，正常使用不存在氟中毒的可能。但对于6岁以下的儿童，因其吞咽反射尚不健全，在刷牙时偶尔会吞咽部分牙膏，因此建议：①使用儿童含氟牙膏，儿童牙膏中氟化物的含量在500 ppm左右，成年人牙膏中氟化物的浓度一般为1000 ppm。②减少儿童每次牙膏的用量，豌豆粒大小即可。③成年人监督，减少儿童吞咽情况。在饮水氟含量过高、有地方性氟中毒流行的地区，6岁以下儿童不推荐使用含氟牙膏。

## 含氟涂料

含氟涂料是一种加入了氟化物的有机溶液，将其涂布于牙表面，可预防龋病。使用含氟涂料非常简单，但操作必须严格按步骤进行。首先用牙刷彻底清洁牙面；隔湿后用棉球擦干或用气枪吹干牙面，因涂料即使在潮湿的口腔内环境中也可很快凝固，故用药前可不需彻底干燥牙面；然后用小刷子或棉签将0.3～0.5 mL涂料直接涂抹于各个牙面上，并可借助牙线将涂料带到邻面；待其凝固。要求患者最好在2～4小时内不进食，当晚不刷牙，以保证涂料与牙面的最大接触。涂料一般可保持24～48小时。

## 含氟泡沫

含氟泡沫是一种富含氟离子的泡沫。供个人使用的泡沫可以放置在托盘内使用或直接用于刷牙。供专业人员使用的含氟泡沫可用于医院和口腔科诊所，由口腔专业人员实施；也可用于学校或幼儿园，在口腔科医师监督指导下，由经过培训的卫生人员来操作。其操作方法为：①选择合适的托盘。托盘大小应适合牙列，能覆盖全部牙，要有足够深度覆盖到牙颈部黏膜。②患者身体坐正，不要后仰，以免泡沫流入咽部。③装入含氟泡沫。托盘内的泡沫要适量，一般来说将氟泡沫置于托盘的边缘下 2 mm 时量较适合，能覆盖全部牙，避免泡沫过多，溢出托盘，使操作对象感到不适或被咽下。④放置托盘。将装有含氟泡沫的托盘放入上、下牙列，嘱其轻咬使泡沫以布满牙面及牙间隙。⑤使用吸唾装置。⑥在口内保留 1～4 分钟后取出，拭去残留泡沫，以减少吞咽量。⑦半小时内不漱口、不进食。⑧每年至少使用 2 次。

（胡涛 尹伟 彭显）

# 第三章
# 龋病诊断篇

# 如何辨识龋病?

龋病是一种慢性破坏性疾病,临床特征是牙的颜色、形态和质地均发生变化,患牙逐渐出现感觉异常。龋损牙最早出现的变化是表面色泽的改变,早期为白垩色,着色后则表现为棕黄色或黑褐色;随着病变进展,牙体硬组织破坏崩解,逐渐形成龋洞;龋洞中充满食物残渣和脱矿组织,质地松软;患牙一般没有自发性疼痛,但可对冷热或酸甜刺激敏感。

# 龋病有哪些类型?

 浅龋

浅龋是发生在牙釉质或牙骨质的龋损,患者一般没有自觉症状,无明显龋洞形成,探诊有粗糙感。牙光滑面浅龋,常常表现为牙面白垩色点或白垩斑,也可出现黄褐色或者褐色斑点;点隙沟裂浅龋则表现为沟裂染色;发生在牙邻面的浅龋,早期不易被发现,当表层牙釉质脱矿时,用牙线嵌入邻接面可有粗糙感或牙线被拉毛的现象出现。

中龋

中龋是指龋损进展到牙本质浅层。肉眼可见龋损出现牙本质颜色由

浅黄色改变为灰白色、黄褐色或深棕色，龋损牙本质比正常牙本质软，形成浅龋洞。当进食酸、甜、过冷、过热食物，或食物进入龋洞时，可以引起酸软不适感或疼痛。

## 深龋

深龋是龋损进展到牙本质深层，造成深的龋洞，容易被发现和探查到。龋洞底有棕褐色软龋，常有滞留的食物残渣。深龋常表现为酸甜、冷热刺激疼痛，以冷刺激痛最为明显，刺激去除后，疼痛可即刻消失。食物落入龋洞，压迫牙髓神经，可引起剧烈疼痛，如果去除嵌入的食物，疼痛可立即消失。

## 窝沟龋

窝沟龋发生于牙面的点隙沟裂。这些部位食物碎屑容易嵌入停留且缺少自洁作用，成为细菌隐藏繁殖的天然场所。沟裂内的食物碎屑，成为供给细菌滞留和代谢生长的场所。窝沟内的食物碎屑不易被清除，可被细菌利用，代谢产酸。牙点隙沟裂是龋病最好发生的部位。

## 根面龋

根面龋是发生在牙根部的龋损，多见于中老年人。牙龈的生理性或病理性退缩造成牙根暴露，使牙颈部根面和牙龈边缘容易形成食物碎屑滞留区，进而产生龋损。如可摘局部义齿的基牙，因卡环区不易清洁，菌斑及食物碎屑堆积，容易形成根面龋。根面龋仅限于牙骨质层时，一般无主观症状，临床可以见到发黑的病变区。龋损进展到牙本质，形成龋洞，会出现对酸甜和冷热刺激的敏感和疼痛。

## 急性龋

急性龋又称湿性龋，龋损进展迅速，形成龋洞。病变组织较软且湿润，颜色较浅，呈浅黄或灰白色，容易被大片挖除，常见于青少年。

## 猖獗龋

猖獗龋是急性龋的一种特殊类型，病程进展很快，表现为短期内，患者的多数牙、牙面甚至牙尖同时患龋，并很快形成龋洞。这种情况多见于有全身系统性疾病导致口腔局部环境发生改变，特别是引起唾液分泌减少的患者，如肿瘤患者放疗后唾液腺被破坏。过量饮用碳酸饮料可诱发龋损，是猖獗龋的一种形式，多见于青少年。

## 慢性龋

慢性龋又称干性龋，龋损进展缓慢，呈棕褐色或棕黑色。由于病程缓慢，牙髓有足够时间发生修复反应，形成修复性牙本质，对牙髓有保护作用，多见于成年人及老年人。

## 继发龋

　　龋病治疗后，由于充填体边缘或窝洞周围的牙体硬组织破裂，形成微小裂隙，再度发生龋损，即继发龋（图 3-1）。若龋病治疗时未将窝洞内的病变组织完全清除，也可能在充填治疗后发展为继发龋。

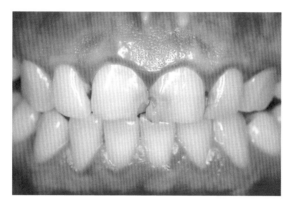

图 3-1　继发龋

## 静止龋

　　静止龋是龋损发展中，由于环境改变，原来牙面的隐蔽区充分暴露，细菌和食物碎屑易被清洁干净，龋损不再发展。如邻牙被拔除后，邻面龋的表面易清洁；或咀嚼作用使发生龋损的窝沟磨平，细菌和食物残渣不易堆积。原来已经发生的龋损，早期牙釉质龋可因再矿化作用而恢复，牙本质𬌗面龋在咀嚼中因软化牙本质被磨除或通过再矿化使表层变得坚硬致密，可形成静止龋。

## 低龄儿童龋

低龄儿童龋是指 6 岁以下儿童，任何一颗乳牙上出现 1 个或 1 个以上的龋损或充填治疗的牙面，或因为龋病导致乳牙丧失。

## 喂养龋

喂养龋又称奶瓶龋，多因不良喂养习惯造成，如含奶瓶入睡、牙萌出后喂夜奶、延长母乳或奶瓶喂养时间、过多饮用含糖饮料等。喂养龋多发生于婴幼儿的上颌前牙，可引起患儿乳牙列功能丧失，进而影响患儿的全身发育。喂养龋临床表现为发生于患儿乳前牙的环状龋，乳前牙的唇面、邻面龋损发展速度较快，形成围绕牙冠的环形病损，多发生于牙冠的中部和颈部，切缘可残留少量正常的牙体硬组织。

## 放射性龋

放射性龋是头颈部肿瘤患者放射治疗后发生的一种快速进展性龋，累及多颗牙，严重影响患者的生存质量。放射性龋的临床特点包括颈部环状龋坏，严重者可能导致牙冠折断；整个牙冠色素沉着呈棕黑色，同时见切端及𬌗面磨耗严重；散在分布于牙冠各牙面的点状浅表龋损。患者多有口干、对冷热刺激敏感等症状。

# 龋病的诊断

## 龋病早期诊断的意义

　　龋病是一种慢性细菌性病，龋病破坏的牙体硬组织是体内最硬、矿化程度最高，相当程度上是活力不大、无感知能力的组织，特别是龋病最先破坏的牙釉质。因此，患者往往不会主动就医，待出现疼痛时再寻求医治，已经延误了治疗时机。因此，人们应该主动进行口腔定期检查，青少年每半年检查一次，成年人每年检查一次，以期早期诊断、早期治疗。

　　在未形成龋洞以前，龋病是一个可逆的病变过程，可以通过无创的方式进行治疗。一旦龋洞形成，虽然仍可采取微创的治疗措施，但为了保证治疗效果，不可避免地需要去除部分健康牙体硬组织。当龋坏进展为深龋，保守治疗的成功率便会降低，存在发生牙髓炎的风险。当发生牙髓炎时，便需进行牙髓治疗，治疗时间更长，治疗费用也更高。因此对龋病进行早期诊断和早期治疗，不仅治疗简单，费用相对较低，还能保存更多的健康牙体硬组织，延长牙的使用寿命。

## 视诊

　　对龋病的好发部位进行观察，观察牙面有无失去光泽的白垩色斑块，点隙沟裂有无变色发黑，周围有无釉质下墨浸样变色，有无龋洞形成，邻面边缘嵴区有无釉质下的墨浸样变色，有无肉眼可见的龋洞。观察后牙牙冠颈缘处时，应拉开颊部，充分暴露后牙颊面，以避免漏诊。视诊应对龋损是否存在、存在的部位和涉及的范围程度等获得初步印象。

## 📖 探诊

探诊即使用尖头探针对龋损部位或可疑部位进行检查。检查时应注意，探针尖端能否插入点隙沟裂，横向加力能否挂在点隙中。如龋洞已形成，则应探查龋洞的深度、范围和病损的硬度。怀疑有邻面龋洞存在，而视诊又无法直接看到时，可利用探针探查邻面是否有明显的洞缘存在，是否能挂住探针。探诊还可以用作机械刺激，在龋洞壁和牙釉质—牙本质界和洞底，探查患者有无酸痛。深龋时，应用探针仔细检查龋洞底和髓角等位置，检查有无明显探痛点和有无穿髓孔，以判断牙髓状态和龋洞与牙髓的关系。

## 📖 叩诊

叩诊即用平头金属器械的末端叩击牙，根据患者的反应和叩击声音来判断患牙的状态。无论是浅、中、深龋，均无叩痛。龋病本身并不会引起牙周组织和根尖周组织的病变，因此叩诊反应应为阴性。若患牙出现叩痛，应考虑并发症的出现。

## 温度诊

龋病的温度诊分为冷测验和热测验。冷测验一般采用氯乙烷小棉球或细冰棒进行检查，反应敏锐且定位准确，效果较好；也可用酒精棉球或冷水刺激检查患牙，以刺激是否迅速引起尖锐疼痛；刺激去除后，疼痛是立即消失还是持续存在一段时间来判断病情。热测验则可以使用烤热的牙胶条进行。温度诊应用恰当，对龋病的诊断，尤其是深龋，很有帮助。

## 根尖片

根尖片（图 3-2）是口腔检查中最常用的影像学诊断方法。根尖片可以显示牙的牙冠、牙根及邻近牙槽骨，能够发现发展到牙本质的龋损，还可以判断龋洞与髓腔的关系。但对于较浅的龋坏，根尖片的敏感性并不理想。根尖片对于重影的处理不理想，因此根尖片对邻面较浅龋损的诊断作用有限。

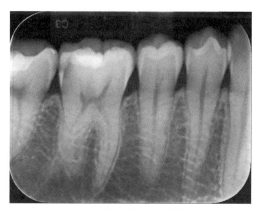

图 3-2　根尖片发现的龋齿

## 咬合翼片

咬合翼片（图 3-3）在一张牙片上同时显示上、下颌牙，主要显示上、下颌牙的冠部。咬合翼片透照射线平行于被照牙的邻面，有效消除相邻牙邻面形成的重影，有利于邻面龋的诊断。

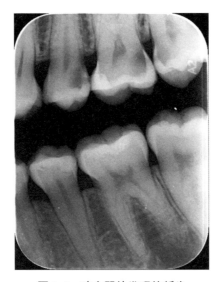

图 3-3　咬合翼片发现的龋齿

## 曲面体层片

曲面体层片（图 3-4）是应用窄缝及圆弧轨道体层摄影原理，通过一次成像，在一张胶片上获得摄有全部牙及周围组织总影像的一种简单、快捷的技术。曲面体层片显示范围广，一次曝光即可显示全口牙、颌骨、鼻腔、上颌窦及颞下颌关节等解剖结构的影像，可用于诊断全口多数牙的龋坏、残根或缺失，判断患者的整体牙情况。但全口牙位曲面体层片将图像放大较多，细微结构显示不够清晰，局部有重叠影像，因此在临床上不能代替根尖片和咬合翼片。

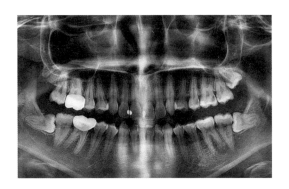

图 3-4 曲面体层片发现多颗牙患龋

## 定量光导荧光技术

定量光导荧光技术（quantitative light-induced fluorescence，QLF）是一种诊断牙光滑面未成洞早期牙釉质龋的方法。QLF 利用散射光原理，使用激光照射牙面，脱矿区表现为荧光强度低于正常牙釉质，甚至黑色或暗色区域。通过专门的软件系统，可以进行相关分析。QLF 可定量，能实现可视化，加强医患互动，提高患者参与龋病干预的积极性；也可进行动态评价和监测，重复性好，可用于除邻面之外的所有牙面检查。

## 电阻抗技术

正常的牙釉质晶体结构孔隙很小，含水量低，是电的不良导体。当龋坏发生时，牙体硬组织脱矿，孔隙增大，孔隙间充满了来自口腔环境的液体，这些液体中含有多种离子。孔隙的增大及其中含有的离子成分增加导致龋坏硬组织的电阻下降，导电性增加。因此，健康的牙导电性差，龋坏的牙导电性好。电阻抗测定法通过测量牙的电阻，可以判断脱矿程度。电阻抗法适合探查牙本质龋及用于监控牙釉质龋的进展。

## 激光荧光法

激光荧光法（laser fluorescence，LF）的原理是当固定波长光波刺激牙面时可以产生荧光反射，荧光的改变根据牙表面的矿化程度不同而有差异，能指示牙硬组织的脱矿程度。LF 能够定量测量牙结构的改变，可以早期诊断龋病并监控其进展。

## 光纤透照法

龋坏组织对光的透照指数低于正常组织，在光纤透照系统照射下，显示为较周围正常牙体硬组织颜色暗的区域。使用光纤透照法（fiber optic transillumination，FOTI）检查前应清除大块牙石，将光导纤维探针放在要检查的牙的邻面触点以下，通过𬌗面利用口镜的反光作用来观察牙面的透射情况。FOTI 是诊断邻面龋的有效方法之一。

# 龋病的鉴别诊断

龋病须与以下疾病进行鉴别。

## 牙釉质发育不全

牙釉质发育不全是牙发育期釉质钙化和基质形成受到影响产生的病损。轻者牙釉质局部发现不规则的不透明白垩色斑块，重者牙釉质表面出现点状或条带状凹陷缺损，可为白垩色、黄色或褐色改变（图3-5）。牙釉质发育不全虽然有颜色改变，但一般仍有牙釉质光泽，且表面光滑坚硬，而龋病组织表面往往失去牙釉质光泽，探查有粗糙感。牙釉质发育不全发病一般具有左右对称性，龋病则没有。牙釉质发育不全的病变呈静止状，不再继续进展，也不会消失，龋病则可持续发展，色泽由浅变深，质地由硬变软，病损由小变大，由浅变深；早期牙釉质白垩斑状病损也有可能因再矿化作用而消失。

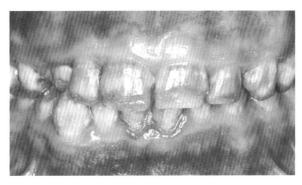

图 3-5 牙釉质发育不全

## 氟牙症

氟牙症是在牙发育期，体内摄取了过多的氟而致慢性氟中毒在牙的表现，临床症状为牙釉质白垩色横线或斑块，多数显现黄褐色变，重症还会并发牙釉质的实质缺损（图3-6）。氟牙症患者有在高氟地区的生活史，龋病患者则不一定，氟牙症发生于多数牙，尤其是上颌前牙多见，龋病则好发于后牙的点隙窝沟，其次是邻面。

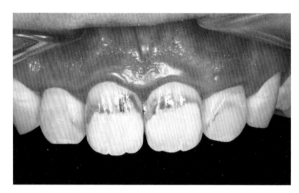

图 3-6　氟牙症

## 牙酸蚀症

牙酸蚀症是长期接触酸或酸酐导致的牙体硬组织丧失，其发病与酸的关系明确，而与细菌无关。如果酸来自外环境，如长期大量饮用可乐、果汁等酸性饮料，病损一般累及前牙唇面；如果酸来自胃部，如胃溃疡、妊娠导致的胃液反流，病损一般累及牙的舌、腭面。酸蚀症患者往往有明确的外环境酸接触史和导致胃液反流的系统病史，龋病患者则不一定有；酸蚀症根据病因的不同好发于前牙唇面或牙的舌、腭面，龋病则好发于后牙的点隙窝沟，其次是邻面（图3-7）。

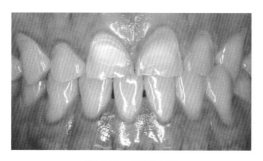

图 3-7 牙酸蚀症

## 牙磨耗、磨损

牙磨耗、磨损是牙硬组织因摩擦而丧失，生理性的牙硬组织摩擦损失称为磨耗，病理性（如不良咬殆习惯、磨牙症）的牙硬组织摩擦损失称为磨损（图 3-8）。一般来说，后牙的磨损重于前牙，尤以后牙殆面最为明显，表现为牙的尖、窝、沟、嵴结构不明显，若磨损不均，可形成高耸牙尖和锐利边缘。磨损部位一般没有明显的色素，硬组织表面坚硬光滑。龋病则好发于后牙的点隙窝沟，其次是邻面，病损表面一般为黑褐色，没有光泽，探查有粗糙感。

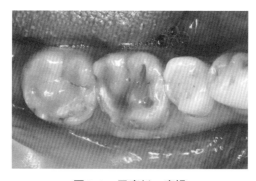

图 3-8 牙磨耗、磨损

## 楔状缺损

楔状缺损又称非龋性颈部缺损，是指牙的唇颊侧釉牙骨质交界处牙体硬组织在某些非龋性因素长期作用下逐渐丧失。典型的缺损由 2 个夹面组成，底小口大，呈楔形（图 3-9）。楔状缺损常累及多颗牙，以口角位置的牙（尖牙、前磨牙）最为明显。缺损质地坚硬，表面光滑，边缘整齐，可无明显染色或轻度染色。发生于牙颈部的根面龋和楔状缺损在好发部位上有类似之处，但根面龋可以累及牙颈部的唇颊面、邻面和舌腭面，严重者可形成环绕牙颈部的环状龋，病损表面一般为黑褐色，没有光泽，边缘参差不齐，探查有粗糙感。

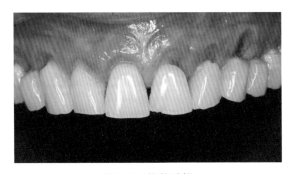

图 3-9　楔状缺损

（李继遥　王人可）

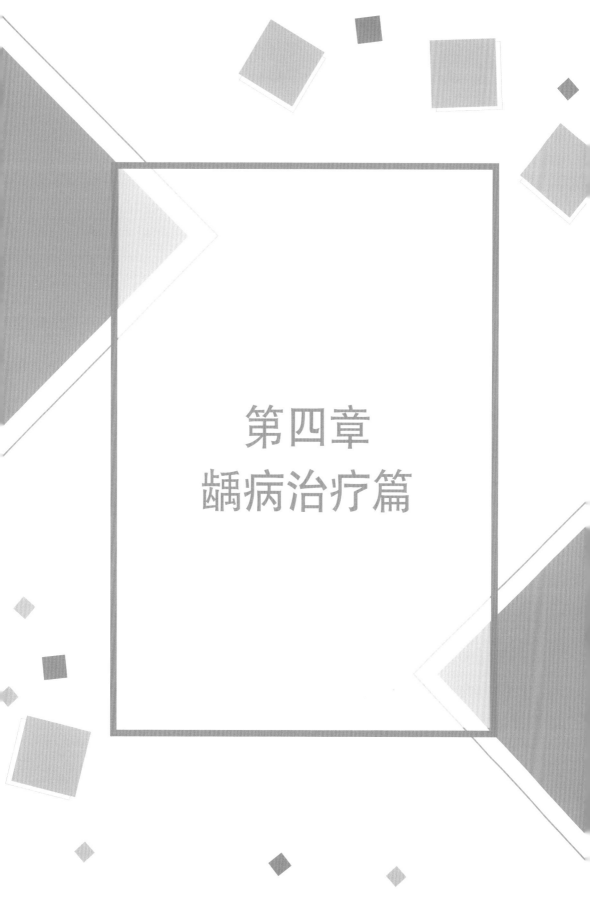

第四章

龋病治疗篇

# 龋病治疗的难度评估

## 龋病一定要治疗吗?

龋病造成的危害甚大,不仅造成牙缺损缺失,破坏咀嚼器官的完整性,影响消化功能;还关系着心、肺等重要脏器的功能,甚至已成为一些病死率颇高的其他全身疾病的重要诱因。因此"牙病就是病",还是一种通过自身功能调理不会自愈的病。患龋病必须要看口腔科医师,只有牙好、口腔健康,全身才会健康。"做好3个'早',牙好没烦恼",3个"早"即早发现、早诊断、早治疗,阻止龋病的进一步发展。早期治疗不但可以减少痛苦,有利于疾病的预后,还可以减少就诊时间和疗程,节省治疗费用。

## 龋病怎么治?

龋病治疗前的难度评估如同外科手术前的难度评估,需要对患者先进行一系列检查,然后根据结果,拟定出一个适合患者的个性化治疗方案并决定患者能否接受手术。龋病的治疗同样需要做一些检查和分析以对治疗中的难度和风险进行评估,如判断患者当前身体情况是否适合立即治疗;做完治疗后,是否需要定期复查以防止龋病复发等。

对于医师而言,龋病治疗难度评估:①能够指导制订患者的治疗方案；②能够为患者龋病管理和临床转诊提供依据；③能够提供术前疗效预测的依据；④能够提高龋病治疗效果和远期疗效。

对于患者而言，龋病治疗难度评估：①能够大致掌握自己罹患龋病的严重程度，以及治疗后达到的效果；②提高龋病治疗的依从性；③更清晰地认识自己的口腔问题，提高口腔健康意识。

## 龋病治疗难度评估的指标

龋病是人类的常见病及多发病，常伴随有口腔及全身的其他疾病。因此选择龋病治疗难度指标时，需全面考虑患者各方面的情况，如全身因素、口腔局部因素及患牙的影响。

### 全身因素

系统性疾病：患者是否患有心血管疾病、血液性疾病、呼吸系统疾病、肾功能不全或衰竭、免疫系统疾病、糖尿病、精神障碍性疾病等。系统性疾病影响龋病治疗过程、预后等，从而加大治疗的难度。

传染性疾病：患者是否患有乙型肝炎、获得性免疫缺陷综合征等传染性疾病，此类疾病因有较高的血液和唾液传播风险，需要仔细评估治疗的难度。

麻醉剂相关问题：患者是否对麻醉剂过敏，有无良好麻醉效果，治疗过程中血管收缩剂的使用可能导致血压急剧升高，也可能影响患者的龋病治疗。

生理状态：孕期女性等患者，或由于无法适应较长时间的仰卧位等，增加龋病治疗的难度。

牙科恐惧症：对牙科治疗紧张、害怕甚至恐惧等，会影响患者对龋病治疗的合作程度，或疼痛阈值相对下降，使龋病治疗难度升高。

▌口腔局部因素

张口度：龋病治疗在患者的口内进行，需要患者有足够的张口度。正常人张口度为 3 指，约 4.5 cm。张口受限对后牙龋病治疗的影响程度大于前牙。此外，患者若长期存在张口受限，影响日常口腔卫生保健，也会增加治疗后继发龋的风险。

唾液因素：唾液成分和分泌速度会影响龋病的发生和发展，是龋病风险评估中的一项重要指标。唾液分泌过多，会影响术区的隔湿，增加治疗的时间和难度；唾液分泌过分减少，如舍格伦综合征或头颈部肿瘤放疗后唾液腺破坏造成的唾液分泌减少等，会导致继发龋的患病风险增加，给龋病的防治和管理带来一定的困难。

咽反射：口腔内的治疗操作易引发患者的咽反射，影响治疗进行。咽反射是在中枢神经系统的参与下，咽部对内外环境刺激的规律性应答，是一种防止吞咽异物的生理反应。部分患者的咽反射比较敏感，在窝洞预备和充填时，术者的操作会引起患者的反射性恶心，影响操作的继续进行。临床医师需要使用橡皮障、麻醉技术及其他特殊的辅助方法才能使部分咽反射敏感患者顺利接受治疗。

▌患牙因素

患牙数量：龋损累计的牙数目越多，治疗的难度随之增加。

病变侵入牙的深度：龋损侵入牙体组织越深，越接近牙髓组织，治疗难度越大。

龋损的解剖部位：发生于点隙窝沟或根面处的病变较发生于平滑面的病变治疗难度增加。

龋损累及的牙面及部位：对于累及牙咬𬌗面、唇颊面的Ⅰ类洞及Ⅴ类洞治疗较简单，而发生于牙邻面的Ⅱ类、Ⅲ类、Ⅳ类洞治疗难度增加，且累及的牙面数越多，治疗难度越大。

龋损进展速度：对于较短时间迅速进展的病变，治疗难度较缓慢进展、静止的病变增加，特别是累及下前牙的猖獗龋，治疗难度明显增加。

与既往牙体治疗的关系：未经治疗的牙上发生的病变称为原发龋，治疗难度低；已做过治疗的患牙、与充填体或修复体接触的牙体组织上发生的龋损称为继发龋，治疗难度增加。对于已治疗过的患牙的其他部位发生的新的病变，称为再发龋，治疗难度也随之增加。

患者就诊前需经相关临床专科医师评估，若全身健康状况不影响龋病治疗，则患者被纳入龋病防治难度评估系统，否则需要先行相应临床专科治疗。正确的治疗来源于正确的诊断。综合评价每一个病例，确定难度水平，转诊至相应的医师，可以高效分诊患者和更好地达到理想的治疗效果。

龋病防治难度根据患者情况不同分为3级，其差异原因有：①人群中龋易患性。龋病高危人群充填体年均失败率为普通人群的2～3倍。②医师的经验水平。对同样的龋损，不同的医师对修复材料的选择是不一样的，从而影响预后的效果。③技术材料选择。龋病治疗方法众多，其使用的材料也繁多，对应需要的技术敏感性也有差异。

## 龋病治疗难度评估要点

龋损因素：龋损累及的牙面及部位、龋损深度。

技术因素：技术敏感性相对较低的有后牙直接修复、龋病微创修复；技术敏感性相对较高的有前牙美容修复、后牙嵌体修复。

充填修复史：若患者有充填修复史或充填失败史，可能增加治疗难度。

附加因素：口腔基本状况对治疗效果及预后情况均有影响；另外，有牙科恐惧症的患者依从性较低，增加操作难度。

根据龋病的治疗难度及管理难度因素，将病例难度分为Ⅰ级、Ⅱ级、Ⅲ级，接诊医师也按技术熟练程度分为A级、B级、C级，以指导龋病的临床诊治、临床转诊，提供客观的术前疗效预测，利于医患沟通，并提高龋病治疗质量及远期疗效。

### ▌Ⅰ级难度的龋病

Ⅰ级难度的龋病指术前评估显示病例难度小，其所有难度因素符合龋病防治难度评估表的Ⅰ级难度，低年资医师便能够胜任该难度病例的诊治。Ⅰ级难度的龋病治疗临床转诊至A级医师，即全科医师。Ⅰ级难度患者：①累及牙面及部位Ⅰ类洞、Ⅴ类洞。龋损深度为浅龋、中龋。②后牙直接修复。后牙复合树脂修复、后牙银汞合金修复。③龋病微创修复技术。非创伤性充填、预防性充填、玻璃离子过渡性修复、牙釉质成形术、微打磨术、再矿化技术等。④患牙有充填修复史，但龋损未累及旧修复体。⑤张口度。张口 3 指宽，没有张口受限情况；无咽反射；唾液分泌量正常；无牙科恐惧症。⑥龋病风险评估为低中危人群。

### Ⅱ级难度的龋病

术前评估显示为Ⅱ级难度的龋病病例难度较大，即使有经验的医师诊治此类病例也面临挑战，临床应转诊至一级专科医师（牙体牙髓专科医师）进行治疗。只要符合以下任意一个难度因素，即可评估为Ⅱ级难度：①Ⅱ类洞、Ⅲ类洞、Ⅳ类洞、Ⅵ类洞及根面龋（累及唇颊面）均符合龋病难度评估Ⅱ级标准。②龋损深度已达到牙本质深层，接近牙髓（即深龋），符合龋病难度评估Ⅱ级标准。③需要进行前牙复合树脂修复的患者也符合龋病难度评估Ⅱ级标准。前牙区牙体缺损不仅妨碍口腔正常的咬牙合功能，更严重影响患者的面容美观。因此，需要有经验的牙体牙髓专科医师运用前牙复合树脂修复技术复原牙体色、形、质。④有龋损累及旧修复体或旧修复体首次折裂的患者，也符合龋病难度评估Ⅱ级标准。⑤张口度仅能达到 2 指宽、有一定咽反射、唾液分泌量较多、患者有牙科恐惧症，符合龋病难度评估Ⅱ级标准。⑥龋病风险评估为高危人群符合龋病难度评估Ⅱ级标准。

### Ⅲ级难度的龋病

Ⅲ级难度的龋病通常在术前评估显示病例治疗难度特别大，若想要达到理想治疗效果，即使是最有经验的口腔科医师也会面临挑战。Ⅲ级难度的龋病通常有 2 个及以上难度因素符合前述的Ⅱ级难度，或包含 1 个下文所述的难度因素：①后牙远中邻面龈方 1/3 洞、磨耗牙、牙尖缺损、严重缺损的残冠、根面龋（累及 2 个面以上）和猖獗龋。②年轻恒牙深龋。③前牙美容修复。前牙无创美容修复包括前牙微创复合树脂分层修复、前牙微创计算机辅助设计与制作（computer-aided design/computer-aided manufacturing，CAD/CAM）瓷贴面修复；后牙嵌体修复包括复合树脂嵌体、CAD/CAM 瓷嵌体修复。④患牙的旧修复体脱落 2 次或 2 次以上。⑤张口度达到 2 指宽以下，咽反射强烈，唾液分泌量非常多。⑥龋病风险评估为极高危人群。

# 早期龋治疗技术

## 药物治疗

采用化学药物治疗龋损，终止或消除病变。其适应证主要包括恒牙釉质早期龋、部分乳牙浅龋和静止龋等。目前临床上常用的药物主要是氟化物，包括含氟凝胶、含氟涂料等，其优点在于对软组织无腐蚀性，不会使牙变色，安全有效。具体操作如下：磨除牙表面浅龋，暴露病变位置。大面积浅碟状龋损可磨除边缘脆弱牙釉质，消除食物滞留的环境。之后：①清洁牙面，去除菌斑和结石。②隔湿，吹干牙面。③涂布药物，将氟制剂涂于患区，反复涂擦牙面 1 ～ 2 分钟。如用涂料则不必反复涂擦。

## 再矿化治疗

采用人工方法使脱矿牙釉质或牙骨质再次矿化，恢复其硬度，终止或消除早期龋损。龋病的发展是脱矿与再矿化反复交替，呈动态变化的过程，牙表面与牙菌斑生物膜界面之间发生动态的矿物质交换。唾液的矿物质通过影响菌斑的矿物质含量参与再矿化。临床上牙釉质早期脱矿形成的白垩斑有时会自行消失，就是再矿化的结果，这说明早期牙釉质龋是可以通过再矿化技术治疗的。一般再矿化液的组成主要为不同比例的钙、磷、氟，尤其是钙、磷的含量和比例对龋损再矿化的程度和范围有明显影响。当钙磷比为 1.63 时再矿化效果较好，再矿化液的 pH 一般调至 7。酸性环境会减弱矿化液对牙釉质的再矿化作用。再矿化治疗的适应证主要有：①光滑面早期龋、白垩斑或褐斑；②龋病易患者可作预防用。再矿化液的治疗方法有：①配制成漱口液，每日含漱；②局部应用，在清洁、干燥的牙面，将浸有药液的棉球置于患处，每次放置几分钟，反复 3 ～ 4 次。

## 前牙渗透树脂无创修复技术

渗透树脂是一种低黏性、高渗透性的光固化树脂材料，能渗透进入早期牙釉质龋的微孔内，起到封闭微孔的作用，从而控制病损进展。渗透树脂架起了龋病预防和治疗之间的桥梁，为龋病光滑面和邻面的非洞病损，提供了微创治疗的方法。近年来，微创及无创治疗理念在口腔治疗领域愈发受到重视，渗透树脂正是以此为目标而诞生的新型树脂材料，特别是发生在前牙的早期龋损，经常表现出组织缺损区域周围伴有白斑或黄斑样脱矿，使用渗透树脂可以在初始病变诊断评估后即可开始治疗，无须麻醉和钻磨牙，减少对健康牙体组织的创伤。前牙渗透树脂无创修复技术的适应证有：①牙釉质早期龋；②正畸后牙脱矿；③氟斑牙；④牙釉质矿化不全；⑤轻度牙本质敏感症。

## 📖 预防性充填技术

预防性树脂充填（preventive resin restoration，PRR）是兼具治疗和预防早期窝沟龋的技术。其仅去除窝沟处的病变牙釉质或牙本质，根据病变的大小，采用酸蚀技术和树脂材料充填龋洞，是一种窝沟封闭和窝沟龋充填相结合的预防性措施。由于不采用传统的预防性扩展，仅去除少量的龋损组织后即用复合树脂或玻璃离子材料充填龋洞，而未患龋的窝沟使用封闭剂保护，保留了更多的健康牙体组织，同时又阻止了早期龋的发展。治疗特点：①适用于浅的窝沟龋或深的点隙窝沟有患龋倾向者，或能卡住探针者。②仅去除龋损组织，尽量保留健康的牙体硬组织。③使用复合树脂或玻璃离子材料作为充填剂与牙釉质机械或理化性的结合，再与封闭剂化学性黏接，减少了漏隙发生的可能性。④PRR 是处理局限于窝沟早期龋的一种临床技术。⑤除去除龋损组织和使用粘接剂外，PRR 的操作步骤与窝沟封闭相同。⑥根据龋损的范围、深度，可使用不同大小的器械去除龋损组织，如最小号、小号、中号、大号圆钻。⑦操作的关键在于术者应特别注意避免唾液污染酸蚀后的牙釉质和保持酸蚀面的绝对干燥。⑧随着口腔材料的进步，出现的如有自黏接性的 Dyad Flow 流动树脂、SureFil SDR 大块充填流体树脂、含氟窝沟封闭剂等，可简化操作步骤、提高封闭性能，可作为理想的预防性树脂充填材料。⑨ PRR 与窝沟封闭保留率相似，较单纯封闭的防龋效果更好。

## 牙釉质成形技术

牙釉质成形技术是指牙釉质表面的再成形。通常使用火焰状金刚砂车针磨去浅的沟裂（沟裂的深度小于牙釉质厚度的 1/4 ~ 1/3）或将未完成融合的牙釉质磨圆钝，形成一光滑、碟形的表面，以利于清洁。磨去部分应小于牙釉质厚度的 1/3。治疗特点：①去除的牙体组织少，能取得较强的防龋效果；②无封闭剂脱落的风险，长期疗效好；③操作简单，技术要求低；④可同窝沟封闭术等其他技术相结合，如窝沟牙釉质成形封闭术，可有效提高封闭剂的保留率和封闭性能。

## 微打磨技术

微打磨技术指利用具有研磨作用的含酸微研磨复合物，通过打磨牙面实现物理摩擦作用和盐酸化学腐蚀作用，来去除牙面着色及深度小于0.2 mm 的牙釉质脱矿缺损，是一种侵入性较小的牙微创美学修复技术。微打磨技术被推荐用于着色仅限于牙釉质表层的氟斑牙、正畸后脱矿、局限性发育不全及原发性发育不全等美观问题。正常前牙釉质的厚度约为1 mm，若磨除 25% ~ 33% 的牙釉质，肉眼难以察觉，临床上也是可以接受的。氟斑牙表层牙釉质含氟量是深层牙釉质的 10 倍左右，所以其表层牙釉质呈多孔性，易于吸附外来色素而产生氟斑，因着色位于牙釉质表层，故可用研磨的方法磨除。微打磨技术磨除量少，仅 0.1～0.2 mm，所以患者不会出现牙本质的敏感症状，是患者接受程度较高的微创美学修复方法。临床医师可根据打磨的效果、牙唇面的形态来决定打磨的时间和次数。因牙颈部牙釉质较薄，而且大多数的染色多位于牙釉质中、切 1/3 处，打磨时应尽量少磨除牙颈部牙釉质。打磨膏打磨后的牙釉质表层结构较致密，随着牙釉质再矿化的进行，会变得有光泽，这是其他牙釉质微打磨法所不具备的。牙釉质微打磨无法去除位置较深的色素，且打磨后牙釉质变薄，牙本质的颜色更明显，有些牙显得较黄，可联合活髓牙漂白技术，以减少白垩斑与周围牙面的颜色反差，改善牙的颜色，使牙颜色更均匀。微打磨技术对于遗传性牙釉质发育不全造成的深部病损并不适用。当病损深度超过 0.2～0.3 mm 时，需要配合使用复合树脂达到修复的目的。

# 龋病的修复治疗技术

## 玻璃离子过渡性修复技术

玻璃离子过渡性修复是指利用玻璃离子的特点进行牙的暂时性修复，如乳牙各类洞的修复、龋活跃性较高患者的过渡性修复或根管治疗后的暂时性修复等。玻璃离子水门汀发明于 1972 年，是由玻璃粉与丙烯酸反应，生成含离子键的聚合体。由于玻璃离子水门汀对牙有较好的化学黏接作用，且对牙髓刺激性小等诸多特点，被广泛应用于窝洞充填、黏接、洞衬、牙本质过敏的治疗及窝沟封闭等。玻璃离子最主要的特点是能长期缓慢释放氟离子，提高牙的抗酸性，抑制龋病的发生、发展，在防治龋病方面有极其重要的作用。但玻璃离子有着不透明、外观与正常牙相差较大、美观性不如复合树脂及不易进行抛光处理等缺点，且随着复合树脂的研发和性能提升，现今玻璃离子多用于牙的过渡性修复。

玻璃离子暂时性修复适用于以下几种情况：①乳牙期是牙的过渡时期，因在口腔中存留时间相对较短，且髓角高，患儿配合度相对较低等问题导致充填失败率较高，玻璃离子对牙髓无刺激，无须垫底、边缘密封性好、技术敏感性较复合树脂低等特点使其成为乳牙龋的充填修复的理想材料。②龋活跃性较高患者的过渡性修复，期间需观察 6 ～ 12 个月，同时强化龋病风险管理措施，控制口腔卫生，待龋病风险较低时再行永久修复。③玻璃离子还可用于根管治疗后的暂时性修复，玻璃离子虽然色泽不如复合树脂，微孔率较高、容易着色，但在口腔环境中有较好的稳定性，又由于可与牙组织羟磷灰石中的钙起螯合作用，所以充填前不需要使用粘接剂就可以获得良好的黏接力，有较好的根管封闭效果。但韧性和耐磨性较差，所以可作为根管治疗后不能及时进行冠修复患者的暂时性修复的选择。

## 📖 前牙复合树脂直接修复技术

整齐而洁白的前牙是人类美貌的重要组成部分，但前牙常常会因为龋病、外伤、发育畸形等原因需要修复。前牙区可以采用冠、贴面等间接修复和复合树脂直接修复（图4-1）。间接修复技术存在破坏健康牙体组织过多的不足，而复合树脂直接修复更符合微创修复的概念。复合树脂材料自20世纪60年代开始逐渐被应用于牙体修复领域，经过不断改进和发展，现已成为最常用的口腔前牙区修复材料，能够很好地满足美观、耐用、最大程度保存牙体的要求。复合树脂直接修复技术的适应证有：Ⅲ类、Ⅳ类缺损；前牙的Ⅴ类缺损；前牙区的着色牙；形状异常的牙；关闭牙间隙。用于前牙的修复材料均为牙色修复材料，复合树脂材料是直接黏接前牙美学修复中最常用的修复材料。根据树脂充填材料的性能和特点，其适用的临床情况见表4-1所示。

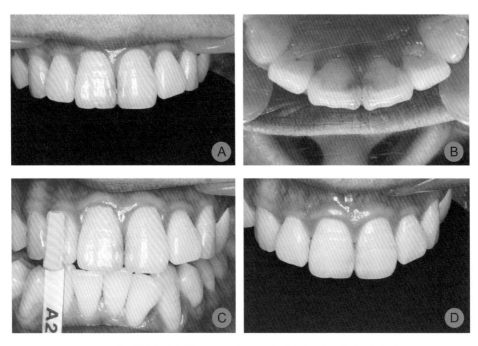

A、B.上前牙龋齿治疗前；C.比色；D.复合树脂直接修复治疗后。

图4-1　前牙复合树脂直接修复技术

表 4-1 不同树脂修复材料的临床应用

| 充填材料 | 临床应用 |
| --- | --- |
| 流动树脂 | 较小窝洞、垫底 |
| 混合填料复合树脂 | 前牙一般修复 |
| 微填料复合树脂 | 前牙美学修复 |
| 纳米填料复合树脂 | 美观要求高的前牙美学修复 |
| 复合体 | Ⅲ类洞和Ⅴ类洞、颈部缺损 |

## 前牙微创复合树脂分层修复技术

光固化复合树脂前牙微创美学修复技术，采用微创牙体预备，多色逐层，斜向分层填充固化，为了让邻接关系得以自然修复，采用雕形或者是轻压的方法来建立自然美观的接触，不使用成形片或者聚酯薄膜进行邻面形成等方法（图 4-2）。前牙微创复合树脂分层修复技术的优点有：光固化复合树脂在前牙的微创修复效果中优于其他充填材料，适应证广泛，不仅在颜色上灵活性比较大且自然，外形美观，有一定的透明度，视觉上仿真度较高，理化性能相对比较突出，创伤性较小，可以最大限度地给予牙体组织保留完整性，而且特别注重牙体的固位能力及微创美学修复的完美效果，价格也比较容易被广大患者接受。但想要呈现出仿真美观的天然牙的三维外观，临床医师的手法和经验也很重要。前牙微创复合树脂分层修复技术的要点有：首先进行的是适应证的选择与治疗设计，医师在制订美学修复方案时，不仅要采用理想的诊疗方案，与此同时还要周全地考虑到患者的全身健康、精神状况、花费时间和治疗费用，以达到较高的性价比，让患者有较高的满意度。其次，修复过程主要包括清理牙石软垢，微创去龋，保护牙髓，选择颜色，黏接处理，多色逐层、斜向分层充填塑形，固化，修整抛光等一系列环节，这样才能使修复后的美学效果达到理想的水平，更加美观逼真，从而最大限度地满足患者对高品质、美观性好、创伤小的追求。

但是光固化复合树脂进行前牙微创美学修复后牙容易染色，这与材料的本身的性能有关，与此同时，阳光与紫外线的照射等因素都容易导致修复体的老化，树脂修复后聚合收缩和微渗漏，也会导致色素渗入到修复体中。

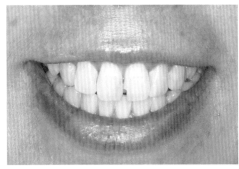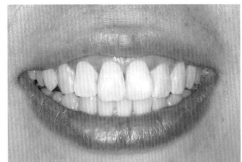

图 4-2　上前牙微创复合树脂分层修复前、后对比

## 📖 前牙微创 CAD/CAM 瓷贴面修复技术

瓷贴面是一种黏接覆盖部分牙面的瓷修复体，可恢复牙体的正常形态和改善色泽，具有良好的生物学性能、机械性能、美学性能及牙体预备

量少、操作简便等优点，因此在前牙美容微创修复方面可以被认为是一种理想材料。但传统的前牙瓷贴面修复由于需要取模后送至技工室制作，存在患者就诊次数较多、等待时间较长的问题。CAD/CAM 椅旁设备的优点在于拥有精确、快速、美观、高效、微创等优良性能，允许患者当天就诊完成即可进行修复体椅旁制作，满足其包括颜色、形态选择和戴牙的诉求，不但减少患者就诊次数，缩短就诊时间，更避免因临时修复体制作耗时及临时修复体脱落造成美观、功能损害的风险，因而在临床上受到广大患者的好评和强烈需求。但 CAD/CAM 椅旁设备较为昂贵，对医师技能、护理配合要求较高，故目前在推广上还存在空间。CAD/CAM 数字化瓷贴面在进行牙体预备和最终修复前，为了获得医患双方均满意的前牙形态，需要进行大量的沟通和准备工作，因为美观是一个主观性很强的问题。美学修复患者在初诊时制取研究模型，拍摄美学分析照片，通过数字化微笑设计得到前颌合理的长宽值与比例，来指导技工制作诊断性蜡型进行美学预告，根据患者意见进行修改，最终获得医患双方均满意的前牙形态。这种技术可以在不可逆的牙体预备操作之前，让患者看到最终修复效果，减少医患纠纷；在修复空间足够的部位帮助医师减少不必要的牙体预备，尤其在关闭间隙和轻度牙列不整齐患者的瓷贴面修复中具有重要作用。

随着陶瓷材料强度和树脂粘接剂技术的进步，修复体折裂、脱落等机械性失败的发生率已经越来越低，修复体戴入后牙龈的健康状况引起越来越多的重视。残留的树脂粘接剂作为一种化学刺激会刺激牙龈，并导致菌斑的聚集，从而导致牙龈炎症的发生，临床医师操作时应当注意。

# 后牙直接充填修复技术

### 银汞合金充填

银汞合金是由银合金粉（主要成分是银和锡，还有少量的铜和锌）和汞粉调制而成，作为牙体修复材料已有较长的历史，在唐代就有使用银、汞来修补牙的记载。由于银汞合金具有抗压强度好、耐磨性强、可塑性大、方便操作等特点，长久以来都是后牙充填的主要材料。但是银汞合金呈金属颜色，加之口腔修复新材料的发展和人们对美观的要求，现已较少使用。

### 复合树脂充填

复合树脂是在丙烯酸基础上发展起来的一种高分子修复材料，主要由树脂基质、无机填料和引发体系组合而成。树脂基质将复合树脂各组分黏合在一起，成为具有可塑性、固化特性和强度的整体。无机填料则赋予树脂良好的物理机械性能，不同比例和粒径的无机填料影响着材料的抗压性、耐磨性及色泽透光性等。引发体系则催化树脂基质发生聚合反应。复合树脂具有良好的美学性、黏接性和易于操作性，并且相对于银汞合金，能够更大程度地保留健康牙体组织，因而目前在临床使用较为广泛。

### 玻璃离子充填

玻璃离子主要由硅酸盐玻璃粉和聚丙烯酸组成，前者赋予其机械强度，后者使玻璃离子能够和牙体组织之间发生黏接。其特点是对牙髓的刺激性小，黏接性好，具有释放氟离子的能力，且耐溶解。但其抗压强度和美观性较复合树脂差，因而在修补后牙缺损时，对于涉及牙根龋损的部位，其充填修复效果较佳，但不能用于承担咀嚼压力的窝洞。

## 后牙间接充填修复技术：微创 CAD/CAM 瓷嵌体修复技术

CAD/CAM 瓷嵌体修复技术是利用计算机采集牙预备后的三维形态，并设计出相应缺损部分的修复体模型；然后计算机再把这些信息作为控制参数输入一台微型自动铣床，最后把事先固定好的陶瓷材料切削成修复体的形状，完成修复体的制作。原则上，能直接充填修复的龋损都能采用嵌体修复。相比于直接修复，在体外制作修复体则能够更精确地恢复牙形态、咬殆关系及相邻牙的接触关系，最大限度地保存健康牙体组织，黏接后的边缘密合性也更好。微创 CAD/CAM 瓷嵌体技术的基本诊疗过程有：病例选择、牙体预备、模型制取、体外制作、试戴黏固。与直接修复相比，其另外需要模型制取、体外制作，这 2 个步骤因有计算机辅助，基本保证误差很小。因此，CAD/CAM 全瓷嵌体技术除了便捷，其最大优点是精确性较高。

# 龋源性疾病

龋源性疾病是指因龋病诱发或加重的口腔及全身系统性疾病。我们知道，龋病是发生在牙体硬组织的慢性感染性疾病，其特点是一旦发生，不能自行停止，会持续不断地破坏牙体硬组织，细菌就会随着牙的破坏而逐渐扩散。临床上只有通过龋病的相应治疗才能终止其发展，如果龋病治疗未及时或任其自行发展，则可能累及到位于牙中央的牙髓组织和位于牙周围的牙周组织，导致这些组织疾病的发生，这类疾病被称之为龋源性疾病。由此可见，对于龋病引起的龋源性疾病，只有通过尽早就医、早期发现、及时治疗，用医疗行为尽早终止龋病的发展，才能达到治疗龋病、预防龋病引起的继发性疾病发生的目的。

常见龋源性疾病包括与龋病直接相关的牙髓病和牙周病，前者称为龋源性牙髓病，后者称为龋源性牙周病。

## 龋源性牙髓病

牙体硬组织的中央有牙髓组织，血运丰富，质地柔软，周围被人体最硬的组织——牙釉质、牙本质、牙骨质所包绕，只有根尖孔与外界相通。因此在牙处于健康状态时，硬组织保护牙髓免遭外界因素损伤，当龋病发展到一定程度，细菌通过牙本质小管等途径感染牙髓组织引起相关疾病的发生，这是临床上最常见的龋源性疾病，该类疾病有：可复性牙髓炎、急性牙髓炎、慢性牙髓炎、牙髓坏死及细菌扩散到根尖周组织所引起的急性根尖周炎、慢性根尖周炎、根尖周囊肿（图4-3、图4-4）。

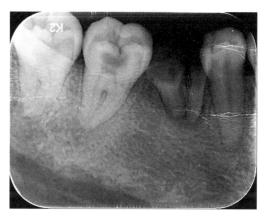

图 4-3 龋源性牙髓病：右下第一磨牙因近中邻𬌗面龋病引起该牙的牙髓感染，形成龋源性牙髓炎

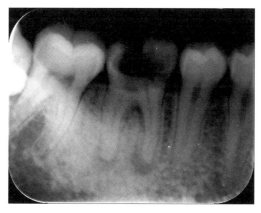

图 4-4 龋源性牙髓病：右下第一磨牙因龋病未及时治疗引起牙髓坏死，最后牙根尖周围骨组织破坏而导致根尖周炎

## 龋源性牙周病

　　牙周围有牙周组织，包括牙龈、牙周膜、牙骨质、牙槽骨。健康情况下牙周组织中的胶原纤维一端镶嵌在牙根表面的牙骨质里，与牙结合在

一起；另一端则镶嵌在位于牙槽窝壁上牙槽骨的骨皮质里面，将牙牢固地固定在牙槽骨里，行使正常的咀嚼功能。尽管发生于牙冠部的龋病早期对牙周组织没有影响，但是在龋病发生于牙颈部牙龈下方或者龋病不断发展延伸至牙根面的情况下，牙根表面的牙骨质被破坏，使牙周组织中的胶原纤维无法结合到位于牙根表面的牙骨质内，同时龋坏组织内的细菌感染并破坏牙周组织，引起牙周组织疾病的发生（图 4-5）。这类疾病包括牙龈炎、牙周炎。龋源性牙周病的治疗通过早期检查发现，阻断其发展损伤牙根面。一旦累及牙根面，伴随牙周病，则首先控制牙周炎症，然后去净牙根表面的龋坏组织，位于釉牙骨质界根方的窝洞很浅，则进行表面处理后不行充填；若根面窝洞较深，则用生物相容性良好的材料进行修复；位于釉牙骨质界冠方的窝洞则行复合树脂充填修复。如龋损延伸至龈缘根方同时位于龈沟底的冠方，则可直进行接树脂充填修复。

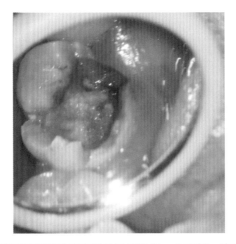

图 4-5 右下第一磨牙龋病导致病变累及牙周组织：右下第一磨牙粭面大范围龋损，远中舌侧邻面牙体组织缺损达龈下 1 mm，舌侧牙体组织缺损平齐龈缘颈部，龋破坏牙根表面，引起局部牙周组织炎症反应，牙槽骨吸收

## 龋源性病灶

龋源性牙髓病和龋源性牙周病损发展到根尖周造成病损时，形成感染病灶，病灶内的微生物及其代谢产物通过血液循环到达机体远端的组织器官，诱发器官疾病的发生或加重疾病的发展进程。早期发现、早期治疗龋病，能有效阻断龋病引起的全身系统性疾病。

# 龋源性牙髓病的治疗

根据龋病引起牙髓病的进程及严重程度，龋源性牙髓病分为以下几种。

## 可复性牙髓炎

可复性牙髓炎是一种病变较轻的龋源性牙髓病，是受到外界刺激以后牙髓的早期反应。临床问诊时，患者往往描述其症状为：当进食过冷、过热或者过酸、过甜食物时，立即发生短暂、尖锐的疼痛，尤其对冷刺激更加敏感，当刺激去除后，疼痛随即消失。在无温度或化学刺激时不会出现疼痛反应，咬𬌗也无疼痛，临床检查可见患牙存在引起牙髓病变的牙体病损深龋。

对于可复性牙髓炎，若能彻底去除作用于患牙上的病原刺激因素，同时给予患牙适当的治疗，患牙的牙髓是可以恢复到正常状态的，临床症状也会消失。所以可复性牙髓炎的治疗原则是去除病因、保存健康牙髓。

对于深龋可先进行去龋备洞，消除病变区感染物，然后进行窝洞充填修复治疗。症状严重者，可先行安抚治疗，待复诊无牙髓炎的临床症状，牙髓检测正常，再行窝洞充填修复治疗。

在临床工作中，如果能够早期发现可复性牙髓炎的患者，彻底去除患牙的不良刺激因素，并给予患牙适当的治疗，这种牙髓充血的状态是可以恢复的。如果不能及时去除外界刺激，不良刺激因素长期、持续存在，那么可复性牙髓炎就会继续进展，转为不可复性牙髓炎。早发现、早治疗才能保证活牙髓的保存。

在去龋过程中，建议保留部分变色硬化牙本质，采用氧化锌丁香油水门汀安抚治疗或氢氧化钙盖髓剂试行间接盖髓，观察 1～2 周后再行窝洞充填修复治疗。如果安抚治疗期间患牙出现自发痛症状，检查后无其他可疑病源牙，则患牙转为不可复性牙髓炎，此时应按照不可复性牙髓炎治疗原则进行处置，视条件行根管治疗等。

## 急性牙髓炎

急性牙髓炎是指牙髓组织出现的急性炎症，可由牙髓充血发展而来，也可由慢性牙髓炎急性发作，临床上深龋为主要的感染源。急性牙髓炎的主要症状是剧烈疼痛，疼痛具有以下特点：①疼痛性质。大部分患者疼痛发作时表现为自发性锐痛，即未受到任何外界刺激的情况下，突然发生的剧烈的自发性尖锐疼痛。少数患者描述为隐痛或跳痛，极少数为胀痛，偶有患者主诉为神经痛、痒痛或烧灼痛。②疼痛发作时间。大部分是阵发性疼痛，也有的患者随时间延长发展成持续性疼痛，以临睡前和夜间疼痛最为严重，少数患者表示日间疼痛更为明显，还有部分患者感觉在一天之中疼痛无差别。③温度刺激与疼痛的关系。大部分患者受到冷或热刺激时疼痛会加重，少部分患者否认冷热刺激痛，还有部分患者表示冷水可以缓解疼痛。④放散痛及区域。疼痛发作时，患者大多不能明确指出患牙。大部分患者出现同侧面部的牵涉性疼痛，可放射至同侧面颈部，也有部分患者无放散痛。

急性牙髓炎疼痛剧烈，"牙痛不是病，痛起来真要命"就是特指该类牙病。对于患牙，因牙髓组织的急性炎症反应，牙髓内血管发生充血，压力升高产生剧痛，治疗时首先应钻开牙髓，减压缓解疼痛。目前急性牙髓炎在急性疼痛缓解后，临床常用治疗方法有根管治疗、牙髓再生治疗或牙拔除等。①根管治疗术。通过清理根管内炎症性牙髓，成形根管并对根管进行严密充填，最后严密封闭根管系统的治疗方法，是目前治疗急性牙髓炎的主要方法。且随着技术及材料的发展，现在的根管治疗成功率大大提高。②牙髓再生术。牙髓再生术是指牙根未发育完成的年轻恒牙在牙髓发生损伤坏死的情况下，通过生物学手段和组织工程技术实现牙髓组织和受损牙体组织的再生，恢复牙髓生理功能，使牙根继续发育完成。③牙拔除术。如果牙缺损比较大，或者伴有严重牙周病损且牙松动，或者其他原因导致患者不愿保留患牙时，可以选择拔除患牙。

急性牙髓炎的治疗有：①应急处理。急性牙髓炎的症状是剧烈疼痛，应急治疗时除了找到病因，还应及时对患牙进行开髓引流，释放髓腔内压力，缓解疼痛。必要时可以服用非甾体类止痛药。②无痛技术。使用无痛技术的目的是在无痛环境下对患者进行牙髓治疗，可以消除患者的恐惧心理，使患者得到最大程度的舒适治疗。目前临床上经常使用的无痛技术是局部麻醉法。③良好的感染控制。牙发生急性牙髓炎时，其根管系统内还没有大量细菌停留，此时根管治疗的感染控制就尤为重要。使用橡皮障隔离技术，确保口腔环境中的微生物在治疗过程中不进入根管，同时避免遗漏根管，尽量去净牙髓等措施可以提高根管的感染控制效果。④鉴别诊断，准确定位患牙。急性牙髓炎发病时患者经常不能定位患牙，因此正确定位患牙对于有效缓解疼痛非常重要，除此以外，应与其他可能引起剧烈疼痛的疾病进行鉴别诊断。⑤后期修复。根管治疗后的患牙抗折能力下降，因此若牙体缺损较大，应及时进行全冠修复或嵌体修复。

## 慢性牙髓炎

慢性牙髓炎是临床上最为常见的一类牙髓炎，因其临床症状不典型，因此容易被忽视或误诊。一般来说，慢性牙髓炎不会发生剧烈的自发性疼痛，但可出现阵发性隐痛或钝痛，患者多可定位患牙。因其病程较长，可能伴随有长期的冷、热刺激痛病史。炎症常可波及全部牙髓及根尖部牙周膜，因此患牙还常常会出现咬殆不适或轻度的叩痛。

慢性牙髓炎临床上分为 3 型：慢性闭锁性牙髓炎、慢性开放性牙髓炎和慢性增生性牙髓炎，除了具有慢性牙髓炎共同的表现之外，这 3 型又具有各自的临床特点。慢性闭锁型牙髓炎一般无明显的自发痛，有长期的冷、热刺激痛史，患者曾有剧烈牙痛的症状。慢性开放型牙髓炎多无自发痛，但当有食物嵌入患牙洞内或者患牙受到冷、热刺激时，会立即出现剧烈的疼痛。慢性增生性牙髓炎多见于青少年，一般无自发痛，有的患者会在进食时感到患牙疼痛或有进食出血的现象，因此患者长期不敢用患侧咀嚼食物。

慢性牙髓炎的治疗方法与患者及患牙的状态密切相关。对于无口腔治疗禁忌证的慢性牙髓炎患者，若患牙已无保留价值，则可直接拔除患牙。对于可以继续保留的慢性牙髓炎患牙，由于炎症常波及全部牙髓及根尖部牙周膜，因此多选择以去除牙髓、保存患牙为目的的治疗方法。根据患牙情况及牙髓受损程度的不同，主要的治疗方法有：①根管治疗术。操作同急性牙髓炎治疗，是治疗该病的首选方法。②根尖未发育完成的年轻恒牙，可以尝试行牙髓再生治疗，如血运重建术，来促进根尖孔的闭合及牙根长度和厚度的增加；或者通过牙髓切断术切除炎症牙髓组织，并以盖髓剂覆盖于牙髓断面，对正常牙髓组织进行保留，以利于牙根的继续发育。待牙根发育完成后，再进行牙髓摘除术及根管治疗。③牙髓再生治疗及牙髓切断术失败或发生严重牙髓病变的年轻恒牙，在消除感染的基础上，使用根尖诱导成形术，通过药物来诱导根尖部的牙髓和（或）根尖周组织形成硬组织，进而使牙根继续发育，根尖孔缩小或封闭。④根尖孔未发育完全的恒牙，以及进行过长期的根尖诱导但未能形成根尖屏障的恒牙可以行根尖屏障术来达到良好封闭根尖的效果。

在牙髓治疗过程中，病原微生物可能通过不同途径引起感染，因此在治疗时应遵循无菌操作原则，建立防护措施以获得良好的治疗效果，主要有：①术区隔离。可采用棉卷隔离唾液或安置橡皮障等方法。②器械的清洗、消毒和灭菌。所有口腔治疗器械使用后必须进行清洁消毒和灭菌处理。③灭菌程序的检测。④基本防护措施，包括医护人员、患者及工作环境的防护。此外，由于慢性牙髓炎的患牙大多仍保留部分有活力牙髓组织，对刺激反应敏感，致使患者可能对牙髓治疗过程中的各种操作产生疼痛反应，因此在治疗前，应通过局部麻醉法或牙髓失活法来进行疼痛控制，使慢性牙髓炎的治疗在无痛或减少疼痛的情况下进行，有利于缓解患者对治疗的恐惧心理，提高患者的治疗配合度。牙髓组织感染是引起慢性牙髓炎的主要原因，因此无论对于哪种牙髓治疗方法来说，彻底清除根管内感染物质都尤为重要，同时还应正确把握工作长度，避免将感染物质推出根尖孔或刺伤根尖部组织，最后严密封闭根管并修复缺损，防止微渗漏发生。

## 牙髓坏死

牙髓坏死常常由各类牙髓炎发展而来。当牙髓组织存在严重的营养不良及退行性变时，由于血液供应的严重不足，最终也可发展为牙髓坏死，多见于老年人。牙髓坏死常常无明显症状，但如果出现以下症状，则提示可能有牙髓坏死发生：①牙变色，呈暗黄色或者灰黑色并且失去光泽。②牙有自发的疼痛或者受到压迫时感觉不适。③曾经患过牙髓炎、曾经在修复科备过牙，或者牙受过外伤时，更应留意是否有以上2种症状，出现症状时应及时就诊。

　　牙髓坏死可以分为部分坏死和全部坏死。部分坏死可以行牙髓切断术，全部坏死则常采用根管治疗、牙髓血运重建术、根尖诱导成形术、根尖屏障术、患牙拔除等治疗方法。①根管治疗，是通过清除根管内的坏死物质，并将根管进行适当的消毒和成形，最后用充填物充填根管的方法，是一种可以去除根管内容物不良刺激，防止发生根尖周病变、促进根尖周病变愈合的治疗方法。②牙髓血运重建术，同前文。③根尖诱导成形术，是指牙根未完全形成前，发生严重牙髓病变或根尖周炎症的年轻恒牙，在消除感染的基础上，用药物诱导根尖部的牙髓和（或）根尖周组织形成硬组织，使牙根继续发育，根尖孔缩小或者封闭的治疗方法。④根尖屏障术，是将特殊的牙科材料置入根尖位置，材料硬固后就可以形成根尖止点，从而达到封闭根尖，阻断感染进入根尖及根尖周组织的目的。⑤患牙拔除，当其他手段不能消除感染，牙没有保留意义时可以拔除患牙。

　　牙髓坏死治疗过程中有以下注意事项：①根管治疗术完成后可能出现轻微的疼痛或者咀嚼无力，这是一种正常的术后反应，一般 1 ～ 2 周会逐渐减轻。根管治疗后 1 周内尽量不用患侧咀嚼。②牙髓血运重建术一般用于年轻恒牙。在行牙髓血运重建术后应 3 ～ 6 个月进行复查，若重建失败可以进行根尖诱导成形术或者根尖屏障术。③根尖诱导成形术，适用于牙髓病变已经波及根部牙髓的年轻恒牙或者牙髓全部坏死且并发根尖周炎症的年轻恒牙。行根尖诱导成形术后，应 3 ～ 6 个月复查一次，出现疼痛、肿胀、叩痛、牙松动时及时就诊。④根尖屏障术，适用于牙髓坏死或伴有根尖周炎，根尖孔未发育完全的恒牙，以及长期根尖诱导但未成功的恒牙。治疗后应 3～6 个月复查一次，有症状及时就诊。⑤患牙拔除。拔牙后 24 小时不刷牙漱口，不吮吸伤口，不剧烈运动。若拔牙后 2～3 日疼痛加重，需及时复诊。

## 急性根尖周炎

急性根尖周炎分为浆液期和化脓期。急性化脓性根尖周炎分为根尖周脓肿、骨膜下脓肿及黏膜下脓肿 3 个阶段，多由急性浆液性根尖周炎发展而来，也可由慢性根尖周炎转化而来。

急性根尖周炎的症状有：①疼痛。在早期仅有轻微钝痛，咬紧患牙时可缓解。随病情发展，可出现自发性、持续性钝痛，咬殆时疼痛加重。后期可出现自发性、剧烈、持续的跳痛，患者不敢咬殆。轻微触碰患牙即会痛苦难耐，病程至此，疼痛达到顶峰。后期当脓液突破至黏膜下时，压力减轻，疼痛亦随之减轻。急性根尖周炎各期均有叩诊疼痛的症状，在骨膜下脓肿时最为剧烈。在初期，仅有扣诊不适或轻微疼痛。到后期，扣诊疼痛加剧，且深处有波动感。最后，疼痛可能减轻，并伴浅波动感。②黏膜红肿。早期，患牙根尖黏膜常无明显变化或稍有潮红。病情发展后，可见根尖黏膜潮红但不肿胀。病情继续恶化后，可见根尖黏膜红肿明显，范围广泛。后期可见根尖黏膜红肿明显，范围局限。③全身症状。在初期，通常无全身症状。病情恶化后可有发热、乏力、血象升高的症状，后期全身症状会逐渐消退。

急性根尖周炎初次治疗的主要目的是减轻疼痛，因此应急处理为：在局部麻醉下开通髓腔，穿通根尖孔，使根尖渗出物及脓液得到引流；骨膜下及黏膜下脓肿应在局部麻醉下切开排脓；由根管外伤、根管超充或化学药物刺激引起的根尖周炎，应去除根管内刺激物，并放置药物进行安抚；由外伤引起的急性根尖周炎，应调殆磨改，减轻患牙压力，必要时局部封闭或理疗；当出现全身症状时，可口服或注射抗生素类药物或止痛药物。当应急处理完成，急性症状消退后，再进行常规根管治疗。

应急处理时应注意：①以阻滞麻醉为主，浸润麻醉应避开肿胀部位。②正确开髓并减少钻磨震动。③初步清扩根管时，使用次氯酸钠溶液冲洗，带走阻塞根管的分泌物。④可在髓室置一无菌棉球开放髓腔，1～2天后待急性炎症消退后再进行常规治疗。⑤把握切开排脓的时机。黏膜下脓肿一般为急性炎症的4～5天，局部有明确的波动感。若脓肿较深，可放置引流条。

## 慢性根尖周炎

慢性根尖周炎的病程较长（图4-6），患者一般无明显的自觉症状，常常表现为咀嚼时患牙无力或有不适感，牙龈反复出现脓包或窦道，破溃后可溢脓。询问病史，既往患牙可能有急性疼痛史或反复肿痛史，或者是患牙曾经进行过牙髓治疗。临床检查常可见深龋洞或充填体，或其他牙体硬组织疾病；牙冠往往变色，失去光泽；患牙对冷热刺激无反应；叩诊有轻度不适或无异常。

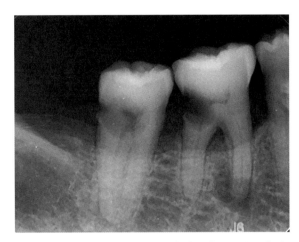

图 4-6　龋病引起慢性根尖周炎在根尖片的表现：右上颌中切牙、
尖牙因龋病造成牙髓坏死，引起根尖周炎

目前慢性根尖周炎常用的治疗方法有根管治疗、显微根尖外科手术和拔除，其中，根管治疗是目前应用最广泛、最主要的治疗方法。

慢性根尖周炎是由于根管系统内长期存在细菌等微生物的感染导致根尖周组织发生慢性炎症反应的一种疾病。彻底地清除根管内的感染和封闭根管是治疗成功与否的关键。根管治疗即采用专用的器械和方法清理成形根管（根管预备），通过有效的药物对根管进行消毒灭菌控制感染（根管消毒），最后严密填塞根管并行冠方修复（根管充填）以封闭根管，从而达到促进根尖周病变愈合、防止根尖周病变再次发生的目的。

由于根管系统尤其是根尖 1/3 区域解剖结构非常复杂，非手术根管治疗有时难以彻底清除隐蔽部位的感染源；加之根尖周异物、真性根尖周囊肿等的存在也会影响根尖周组织的愈合。因此，显微根尖外科手术慢慢成为慢性难治性根尖周炎的主要治疗手段之一。显微根尖外科手术是在手术显微镜下，采用专用手术器械清除根尖 1/3 及根管峡区等复杂解剖结构内和根管外的感染源和病变组织，结合生物活性材料封闭根尖，改善根尖组织愈合微环境，诱导根尖周骨组织再生的一种治疗方法。

当上述 2 种方法均无效或患牙牙体组织缺损过大或过于松动，经专业评估后确认无修复价值或保留价值的患牙也可考虑拔除。

在根管治疗术前，需详细询问患者的既往史、药物过敏史、是否空腹等情况，确认无局部麻醉禁忌证后可行局部麻醉。根管治疗术中，应尽量保持根管原有的走向和弯曲，尽可能少地破坏牙体组织，在控制感染和维持功能之间寻求一个适宜的平衡。在根管治疗术后，患者可能会出现短暂不适或轻度疼痛，偶有剧痛。必要时可服用抗感染、止痛药物缓解症状。根管充填后应尽快对患牙进行牙冠修复，以形成良好的冠方封闭并保护剩余牙体组织。

## 📖 根尖周囊肿

根尖周囊肿一般无明显的自觉症状，部分患牙可能在咀嚼时有不适感（图 4-7）。患牙可能曾有牙髓病病史、牙髓治疗史、反复肿痛史或外伤史。牙冠可能变色失去光泽。囊肿较小时，在牙槽黏膜区域多无明显异常；囊肿发展较大时，患牙根尖部可查及半球状隆起，扪诊时有乒乓球感；当囊肿发展至特别大时，可以压迫邻牙牙根，导致邻牙移位、倾斜。

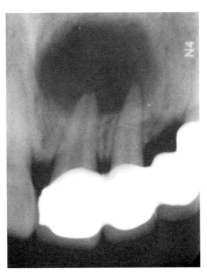

图 4-7 根尖片示上颌根尖周囊肿

目前根尖周囊肿临床常用的治疗方法有根管治疗术、显微根尖外科手术、囊肿刮除术或患牙拔除术等，其中根管治疗术是最主要的治疗方法。①对于袋状囊肿，经过完善的根管治疗术消除根管系统内的细菌微生物等感染刺激物，通常可以消除根尖周囊肿病变。②对于真性囊肿，囊肿组织与根管系统通常不直接相连通，单纯根管治疗术可能无法消除根尖周囊肿病变。通常需要辅以显微根尖外科手术彻底清除根尖周病变组织，特别是囊肿内的上皮组织，病变才能愈合。③单纯囊肿刮治术虽然可以彻底清除已经形成的根尖周囊肿组织，但是由于患牙根管系统内可能存在有细菌微生物等感染组织，手术后有出现囊肿复发的可能性。④对于根管治疗术和显微根尖外科手术治疗均无法消除感染的患牙，或者牙周状况特别差的患牙，通过拔除患牙辅以囊肿刮治术，也可以清除根尖周囊肿病变。

根尖周囊肿治疗过程中有以下注意事项：①在根管治疗的过程中，

彻底清除感染是治疗的主要目的，因此根管系统的机械预备、化学冲洗、超声荡洗、根管封药等治疗措施的联合应用有利于控制根管系统内的感染，必要时可以辅以激光来处理根管系统。②在进行显微根尖外科手术或囊肿刮除术的过程中，彻底刮除病变组织是最重要的原则。通过彻底刮除病变组织，根尖骨组织的缺损通常会在术后 3～6 个月自行恢复。病变组织的残留，可能会导致根尖周囊肿的复发。

# 根管治疗术

患牙是否需行根管治疗术，诊断起着非常重要的作用。诊断的第一步是观察症状，将症状分类为两类：一类是患者经历并求助医师的主观症状；另一类是患者没有明显主观症状，医师通过检查发现的牙存在客观病变。导致牙髓损伤的病因包括严重龋坏、修复体微渗、外伤、牙隐裂及严重的牙周病等。

对于乳牙来说，如果存在以下任何一种临床状况，则需要对乳牙行根管治疗术：①不可逆性牙髓炎或牙髓坏死，无继承恒牙；②无论有无根尖周病变迹象，牙髓坏死均应行根管治疗术；③根管治疗术不会损伤继承恒牙。

对于恒牙来说，如果存在以下任何一种临床状况，就需要对恒牙行根管治疗术：①无论有无根尖周病变迹象，有症状或无症状的不可逆性牙髓炎（牙神经发炎）均应行根管治疗术；②坏死牙髓伴有或不伴有根尖周病变（牙根发炎症）；③治疗过程中发现牙髓无法恢复正常；④因修复需要进行根管治疗术；⑤有必要进行根管治疗术的牙隐裂相关患牙。

## 📖 根管治疗术操作

根管治疗术的治疗方法如下：①治疗前准备。影像学检查结合口内检查，对患牙进行术前评估并确定治疗方案，患者应签署知情同意书。术前必须拍摄就诊时高质量的 X 线片，特别是如果以前的 X 线片较旧（3 个月或更久）时，有必要重新拍摄。如果医师认为有必要，可能需拍摄口腔科三维的 CBCT 片。②局部麻醉。为了减轻治疗时疼痛，可施加局部麻醉，根据牙类型 / 位置选择合适的麻醉方法及麻醉剂。③安装橡皮防水障。治疗过程中为避免唾液渗入牙内，同时防止患者吞入操作的小器械及相关化学药品，应安装橡皮防水障，隔离患牙。④钻开牙髓。使用高速涡轮机钻针开髓并进行适当扩展，建立合适的根管治疗器械和药物进入根管的操作通道；如果牙髓是活的，常将牙髓失活剂封入髓腔杀死牙髓，一般需要封药 1 ～ 2 周。⑤根管预备。通过根管预备器械切削根管壁表面的污物，机械预备与化学预备结合来进行根管清理并形成一定的根管形态，达到清除根管内感染、形成根管治疗药物、材料进入根管系统的目的。⑥根管消毒。使用氢氧化钙、洗必泰（氯己定）等药物封入根管内，杀死根管内残留的细菌。封药时间 1 ～ 2 周。⑦根管充填。在合适的时机对根管进行最后的充填，使用生物相容性填充材料密封根管空间，以在口腔和根尖周组织之间提供屏障。一般情况下如果患牙通过根管封药消毒没有疼痛，没有咀嚼不适，瘘管已经愈合，打开根管无异味，就可以完成根管充填（图 4-8）。如患牙还存在不适等，则需做其他处理后才能进行根管充填。⑧牙冠部修复。根据患牙情况，选用合适的修复方法恢复患牙的功能，如树脂修复、嵌体、全冠修复，防止牙体组织咬裂。

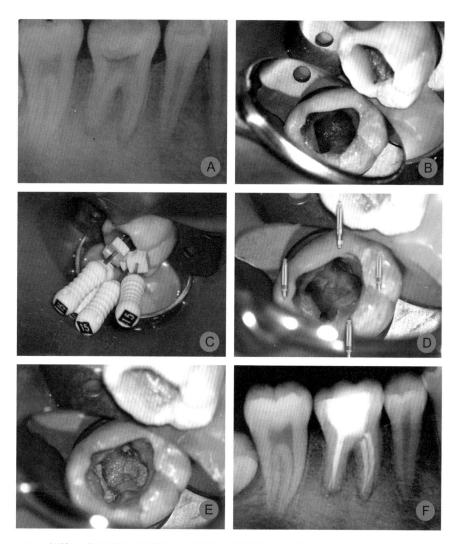

A.左下颌第一磨牙咬𬌗面深龋，细菌进入牙髓引起牙髓坏死，最后导致根尖周组织破坏，引起根尖周炎发生；B.去除龋损敞开牙髓腔；C、D.小号 K 锉疏通根管，镍钛扩锉器械清除根管内感染物；E.牙胶加根管封闭糊剂，采用热牙胶垂直加压充填技术严密封闭根管；F.龋病导致的牙体缺损及开髓洞型用复合树脂充填修复。

图 4-8　根管治疗龋源性牙髓病

## 根管治疗术的难度评估

决定根管治疗是否困难的因素较多，患者的全身健康情况、牙和根管系统的解剖复杂程度和选用的临床治疗方法、根管内的微生物种类和数量都会影响根管治疗的质量与难度。这些影响根管治疗难度的因素往往因人因牙而异，故需要医师具体因素具体分析后，给出每颗患牙的个性化评估意见，制订个性化的治疗方案。

为提高根管治疗的疗效，在治疗前，医师会详细检查收集影响患牙根管治疗疗效的因素，分析患牙根管治疗的难易度，拟定恰当的治疗方案，充分考虑患者全身及医患合作性等因素。在对患牙的根管治疗难度有了充分的认识和评估后，严格执行临床治疗规范，最终才可能取得疗效。

根管治疗难度评估可用于根管治疗效果的预估，还可用作专科医师技能考核的依据、临床教学质量评估的标准、裁定医疗纠纷及制订收费标准的参考依据。

## 镍钛器械根管预备技术

根管预备是根管治疗的关键步骤。完善的根管预备不仅要求清理根管内的感染源，还要求将根管制备成利于封药、冲洗、充填的形态。传统的不锈钢手用器械根管预备技术效率较低，制备出根管光滑通路的难度较大，但是在根管预备的早期阶段，因不锈钢锉抗折断性能突出，临床上常需应用小号不锈钢 K 锉进行根管的疏通和初步预备。高弹性镍钛器械的出现大幅度降低了根管预备的难度，提高了根管治疗的效率。市面上的镍钛器械系统多由马达、手柄和多支不同功能的镍钛根管锉组成。另外，尽管镍钛根管锉多应用于马达驱动的根管预备，部分系统的镍钛根管锉加装特殊手柄后也可用于手用根管预备，相关厂商亦有销售手用镍钛根管锉。

临床上根管预备的步骤是：在使用手用根管锉完成根管的疏通后，辅以根管冲洗液，用马达驱动的镍钛根管锉通过旋转运动或往复式运动将根管内的感染物质切削带出，并以更高的效率完成根管充填形态的制备，同时应用根管冲洗液冲洗根管，清除根管内的碎屑，为封药的疗效和完善的根管充填打下坚实基础。

## 超声治疗技术

根管消毒是根管治疗的重要环节，由于根管系统通常复杂多变，常规采用注射器的根管冲洗方式难以实现有效彻底的清理，近年来多种新兴技术被应用于协助常规根管冲洗，超声治疗技术便是其中一种。

超声治疗技术可通过超声振荡与冲洗液结合产生的空穴效应和声流效应发挥物理清洁作用。冲洗液在超声波的作用下保持持续震动，超声波也有序地在冲洗液中向前传导，在此过程中产生无数的微小气泡，而后又迅速破裂，这瞬间破裂产生的瞬时高压可使黏附于根管内壁表面的感染物质（玷污层）脱落，从而达到清洁效果。生活中，我们在眼镜店内常见的眼镜清洁原理也与此相似。超声波在冲洗液中传播时，还能够产生声流和微声流，在破坏玷污层的同时还具有搅拌、扩散作用。这对于根管系统内的"卫生死角"，如根管峡区、管间交通、侧支根管等部位的清理具有重要意义——器械预备难以实现此类部位的清洁，但预备产生的"垃圾"，如牙本质碎屑、感染牙髓等易进入其中，并难以在常规冲洗方式下清除。

超声治疗技术还改变了冲洗液单一的冠-根向流动趋势，降低了冲洗液及其携带的感染物质自根尖孔溢出的概率，有利于预防根尖周组织受到刺激，对牙髓病的治疗具有重要意义。

## 激光治疗技术

作为一种新的治疗技术，激光治疗技术逐渐被尝试应用于牙体牙髓病学研究领域。根管治疗是一种通过机械和化学方法清理成形根管，控制感染，最终严密充填根管的技术。由于激光具有强度大、单色性好、方向性佳等优点，而根管系统结构复杂，常规机械预备和化学冲洗对于侧支根管等细小分支的清理常不够彻底，因此激光治疗在根管预备和根管消毒方面具有独特的优势。目前常用于根管治疗的激光种类有 Nd：YAG 激光、Er：YAG 激光和半导体激光等，在适当的参数条件下，这些激光均能够有效地清理堆积在根管内壁的牙本质碎屑，同时通过活化冲洗液，提高对根管内细菌的清除率，从而增加根管治疗的成功率。目前，虽然激光技术的研究日渐深入，但其在根管治疗中应用尚处在起步阶段，由于激光在照射过程中会产生热量，所以应注意其使用安全性。

## 热牙胶根管充填技术

热牙胶根管充填技术的最终目标是严密封闭根管系统，防止发生再感染。根管系统结构复杂，除了主根管，还包括许多侧副根管，因此，对根管系统进行严密的三维充填成为根管治疗成功的关键。牙胶是目前公认进行根管充填效果较好的核心材料，具有良好的机械性能及生物相容性。热牙胶根管充填技术充分利用了牙胶在加热及压力下软化的特点，使牙胶能够流动到小的根管分支，顺应复杂的根管形态，从而实现理想的三维充填效果。热牙胶根管充填技术包括热牙胶垂直加压充填、连续波充填、高温热塑牙胶注射充填、固核载体充填等多种技术，连续波联合高温热塑牙胶注射技术是目前临床上最常用的热牙胶根管充填技术。目前认为热牙胶垂直加压充填技术是临床上获得良好根管充填效果的最理想方法之一。

## 显微根管治疗技术

显微根管治疗术是借助口腔科手术显微镜和显微器械进行根管治疗的方法。显微根管治疗技术具有以下优点：显微镜的放大功能提高了视觉敏锐度，并为更精确的操作奠定了基础。同时，手术显微镜能够提供充足的光源进入根管，使术者能够看清根管内部结构，确认治疗部位，在直视下进行治疗，即刻检查治疗质量。

手术显微镜为体视感和深度提供了所需条件，因而医师可以进行安全、精确的器械操作，并提高舒适度。医师在治疗过程中可保持放松的眼肌和直立的坐姿，可以有效防止疲劳和脊柱损伤。

显微根管治疗术不仅可应用于常规根管治疗病例，取得良好的治疗效果，更可用于治疗牙髓根尖周病的疑难病例，在根管口定位、分离器械的取出、根管穿孔修补等方面具有突出的优势，可以使传统根管治疗术无法解决的疑难患牙获得有效的治疗，有利于提高牙髓病及根尖周病治疗的成功率及患牙的保存率。

## 📖 分离器械取出技术

在根管治疗过程中发生器械分离，是临床医师不愿遇到的意外。折断器械阻碍了正常的根管清理、成形和充填，当折断器械能够被去除时，再治疗才能得以继续（图4-9）。考虑到器械折断处根管弯曲度、宽度和深度等因素，有时候试图去除折断器械是不明智的。取出根管深部的折断器械会引起许多严重的并发症，如带状穿孔、侧穿、根管壁过薄。折断器械的存在，并不一定会影响临床效果，但很多患者不希望牙内存在异物，因此需考虑是否需要取出折断器械及其取出策略，并权衡各方面的利弊因素。

取出分离器械的技术目前存在多种，但每一种技术都存在一定的适应范围。不论什么器械，一旦分离于根管内，想要取出是相当困难的。因为根管细小、不能直视，且分离的器械往往是卡在根管内的，周围牙体组织的阻挡使镊子、钳子无法发挥作用。传统的处理方法预见性较低，发生根管侧穿的概率较高。随着显微镜、超声器械、环钻及开窗套管技术的出现，使分离器械取出的成功率大大提高。目前，如果能安全地建立到达分离器械上端的直线通路，那么多数分离器械可以被取出。最安全、可靠的方案是显微镜与超声或（和）显微套管技术的联合使用。如果分离器械经过以上取出方法还是无法取出时，或后续继续去除牙本质导致取出的风险性较大，可选的处理方法包括绕过器械，将分离器械包裹于充填材料中，或只保留器械于根管内而对其上方的根管进行清理成形，在器械所及的范围内预备和填充根管，并长期观察是否有症状及愈合的状况，如果有问题，就需要后续治疗，如显微根尖外科手术，意向牙再植技术或者拔牙。对于已发生器械分离的病例，应进行充分的术前评估，选择合适的处理方法，以获得最佳的预后。

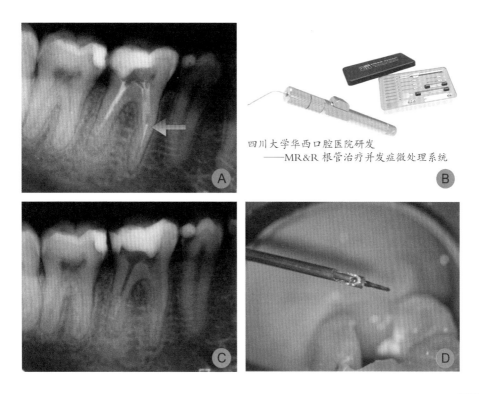

四川大学华西口腔医院研发
——MR&R 根管治疗并发症微处理系统

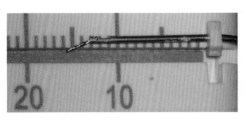

分离器械长 3.5 mm —— 完整取出

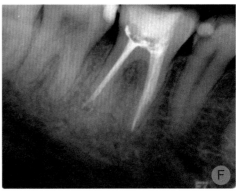

A.左下颌第一磨牙近中根管存在分离器械；B.去除根管分离器械专用工具；C.用根管分离器械取出专用工具从根管内去除分离器械；D.分离器械大约 2 mm；E.分离器械取出后根管内分离器械影像消失；F.重新进行根管治疗后的 X 线根尖片影像。

图 4-9　根管治疗过程中发生器械分离的治疗

# 根管治疗后牙体缺损的修复

## 📖 根管治疗后牙的变化

根管治疗是目前因龋病等不断发展所引起的牙髓根尖周疾病最主要和有效的治疗方法。患牙由于长期患龋等原因已经失去较多的牙体结构，根管治疗后，牙髓进一步失去感觉、防御、修复和牙本质形成等功能，牙本质厚度无法增加并发生脱水改变，导致牙的脆性增加、强度和抗折性能降低。因此，根管治疗后的牙在咀嚼过程中出现牙折裂的风险增加。此外，根管治疗后的牙由于失去牙髓的应力传导功能，施加于牙的咬𬌗力量不能得到良好的反馈、调节和控制，可能造成咀嚼力量过大引起牙折裂。由于失去牙本质小管液的营养作用，以及坏死牙髓血液中含铁血红素分解，根管治疗后牙体可能变色（如呈黄棕色、红棕色、黑棕色等），在前牙会影响患牙美观。

## 📖 牙体缺损修复的治疗方法

根管治疗后牙体缺损的修复方法包括直接充填、贴面、嵌体、高嵌体、髓腔固位冠、全冠及桩核冠修复等。选择修复方案的主要依据是牙体缺损大小和患者咬殆状况。

对于牙冠结构相对完整，如只有舌侧开髓洞型或缺损少于牙冠 1/2 的前牙，直接树脂修复结合漂白治疗就可达到良好的治疗和美观效果。若漂白效果不佳，可考虑贴面或全冠修复。当缺损超过 1/2 或患者咬殆功能过大时（如存在夜磨牙、咬殆过紧、患牙需作为活动义齿或固定桥的基牙），高嵌体、全冠等覆盖牙尖的修复方式能更好地防止牙折。同样，对于牙冠结构相对完整，如只有咬殆面开髓洞型或缺损少于 1/2 的后牙，直接树脂或嵌体修复均有良好的远期效果。但当缺损超过 1/2 或咬殆功能过大时，应采用高嵌体、髓腔固位冠、全冠等覆盖牙尖的修复方法。

当牙存在严重的结构缺损（超过 1/2）时，修复体常常不能良好的固定在牙体，应采用纤维桩等进行辅助固位，降低修复体的脱落风险，并保护患牙根尖周组织的健康。

## 📖 根管桩

现代观念认为桩只是辅助将冠部修复体固位于牙体结构的一种方法，

以防根管治疗及修复治疗后，修复体反复脱落，并引发治疗后根管系统的再次感染，最终导致患牙因迁延不愈的疼痛症状或严重的根尖周骨组织破坏而被拔除。需要注意的是，根管桩本身并不能增强牙的强度，甚至有可能会将应力传导至与桩末端接触的牙根组织而引发牙折。因此，只有在牙存在严重的结构缺损（超过牙冠 1/2）时，才推荐将桩作为冠部修复体的辅助固位措施使用。同时，应尽量使用纤维桩、陶瓷桩等非金属桩，以减少牙折风险并维护美观。

## 牙修复体的维护

牙周组织的健康状况与根管治疗后牙的存留寿命密切相关。当存在严重牙周病变时，根管治疗后的牙更易因牙周病变导致的牙松动而被拔除。因此，在根管治疗完成后，建议定期（6～12 个月）进行洁牙等牙周治疗维护。在日常生活中减少高糖饮食和碳酸饮料的摄入，学习和掌握正确的刷牙习惯，可辅助使用牙线、牙缝刷、含氟牙膏等口腔清洁工具，防止龋坏的进一步发生。夜磨牙患者建议尽早诊治，防止咬𬌗功能过强、咬𬌗力量过大引起的牙折裂。根管治疗后的牙由于失去牙髓神经的保护，无法对咬𬌗力量进行良好的反馈和调节，牙折的风险增加，因此，应避免咀嚼蚕豆等过硬食物，以免根管治疗后的牙发生折裂。

（程磊　黄定明　高原　张岚）

# 第五章
## 龋病管理篇

# 孕期及哺乳期女性口腔健康管理

孕期是胎儿牙与颌面发育的关键时期。

## 胚胎发育

口腔颌面部组织发育是人类胚胎发育的一部分。人胚胎发育可人为地分为 3 个阶段：第一阶段是自受精卵形成至第 2 周的增殖期，该阶段包括受精、着床及三胚层胚盘的形成，一些先天性的发育缺陷病就发生在这个阶段，严重时可致早期流产。第二阶段为胚胎期，即第 3～8 周，涉及形态发生变化并分化出不同类型的组织形成器官、系统和胚胎。胚胎期结束后，胚胎发育进入胎儿期直至出生，为第三阶段。

## 神经嵴的形成

胚胎期初始，三胚层胚盘已形成。此时发育中的脊索和邻近的间充质诱导表面的外胚层形成神经板。神经板在发育过程中，其柱状细胞变成上窄下宽的楔形，使神经板的外侧隆起，神经板的中轴处凹陷成为神经沟，隆起处成为神经褶。神经褶的顶端与周围外胚层交界处称为神经嵴。胚胎第 4 周，两侧神经嵴在背侧中线汇合形成神经管的过程中，位于神经嵴处的神经外胚层细胞未进入神经管壁，而是离开神经褶和外胚层进入中胚层，这部分神经嵴细胞是特殊的多潜能干细胞。头面部的大部分结缔组织都来自神经嵴细胞，神经嵴细胞的分化和迁移对于头面部的发育尤为重要。包括面部所有的骨、颅骨、鳃弓软骨、牙本质、牙骨质、牙髓、牙周膜、血管周细胞等起源于外胚层神经细胞，所以这些组织又称外胚间充质。

## 面部的发育

胚胎第 4 周时胚盘向腹侧卷折成柱状。神经管头端迅速膨大，腹侧的间充质局部增生，使胚体头部形成外观呈较大的圆形突起，称为额鼻突。随着额鼻突的出现，胚体头部两侧的间充质增生，渐次形成左右对称、背腹走向的鳃弓。第一鳃弓出现后，其腹侧部分迅速分为上下两支，分别称为上颌突与下颌突。左右下颌突迅速在胚腹中线融合，将口咽膜与心突隔开。额鼻突、左右上颌突、已愈合的左右下颌突围成的凹陷为口凹。口凹即原始口腔，底部为口咽膜。口咽膜于第 24 天破裂，口腔与原始咽相通。

颜面发育是从两侧向正中方向发展的。胚胎第 5 周，左右下颌突于正中融合，发育为下颌与下唇。左右上颌突向中线生长并与同侧中鼻突及侧鼻突融合。中鼻突的球状突向下生长并于中线联合，形成人中及上唇的近中 1/3 部分。上颌突发育形成上唇的远中 2/3 部分及上颌。原始口腔的开口宽大，随着两侧上、下颌突向中线会拢及上、下唇的形成，同侧的上、下颌突从分叉处向中线方向融合形成颊，口裂逐渐缩小。至第 8 周末，面部各突起已完成联合，颜面各部分初具人的面形。

## 牙发育

颜面各部分于第 7～8 周时初具人形，乳牙从该阶段开始发育：在胚胎第 24 天时，部分口腔被覆上皮开始增厚，并展现成牙潜能信号。该上皮在第 5 周由深层间充质诱导形成原发性上皮。在胚胎第 7 周，原发性上皮向深层生长，形成牙板，牙发育正式启动。在胚胎第 8 周，牙板继续向深处的间充质组织生长，伴随其下方及周围间充质细胞增生，形成牙胚。牙胚由成釉器、牙乳头和牙囊组成。成釉器和牙乳头分化形成的成釉细胞和成牙本质细胞交替分泌釉质及牙本质基质并形成牙冠。牙冠基本形成后，成釉器的内釉上皮和外釉上皮向根尖方向生长形成上皮根鞘，并与牙囊相互作用最终形成牙根。随着牙根的发育，牙萌出并向𬌗平面移动直至建𬌗完成。

## 牙釉质的形成

成釉器可分为 3 个部分：①外层为外釉上皮，细胞呈单层立方或扁平状。②内层为单层柱状细胞组成的内釉上皮，这些细胞为分泌釉质基质的成釉细胞。③内釉上皮及外釉上皮之间为星网状层。成釉细胞不断分泌基质，基质钙化后形成釉柱。牙釉质的形成从牙尖部开始，逐渐向牙颈部扩展。随着牙釉质增厚，成釉细胞逐渐向冠部迁移，最终与外釉上皮结合，形成一层鳞状上皮覆盖于牙釉质表面的缩余釉上皮。当牙萌出时，缩余釉上皮随之消失。

## 牙本质的形成

牙本质的形成由成牙本质细胞完成。当成釉细胞分化成熟后，对牙乳头产生诱导作用，牙乳头靠近内釉上皮的间充质细胞分化为一层柱状的成牙本质细胞。该细胞在其与内釉上皮相邻面生出突起，并在此部位分泌牙本质的有机基质，基质矿化后形成牙本质。随着牙本质增厚，成牙本质细胞向牙髓中移动，在其后留下胞质突埋在基质中，形成成牙本质细胞突。成牙本质细胞突所在的管道称为牙本质小管。牙乳头的其余部分形成牙髓。

## 牙根的形成

牙冠即将发育完成时，牙根开始发育。内釉和外釉上皮在颈环处增生，向根尖孔方向生长，称为上皮根鞘。上皮根鞘的内侧包绕着牙乳头细胞，外侧由牙囊细胞包绕。被上皮根鞘包绕的牙乳头细胞也向根端增生，形成根部牙本质。牙囊外侧细胞分化为成牙骨质细胞，形成牙骨质，外侧形成牙周膜。

恒牙发育与乳牙相似，但发育时间点不同。乳牙胚从胚胎第 6～8 周开始形成，这一过程约 10 周。继承恒牙（切牙、尖牙、前磨牙）牙胚在第 20 周至出生后 10 个月间形成。恒磨牙牙胚的形成从胚胎第 20 周（第一恒磨牙）持续至 5 岁（第三恒磨牙）。此过程发生紊乱可导致多种牙发育异常。但牙根的发育主要发生在出生后，因此母体环境因素对其影响甚微。

孕期及哺乳期女性口腔健康对儿童生长发育非常重要。孕妇的口腔健康直接影响婴幼儿的口腔健康，孕期女性的口腔保健不仅关系到孕妇自身的健康，还会影响到胎儿的健康和发育，关乎人口健康。胎儿期及婴儿期儿童的营养摄入主要来自孕期及哺乳期女性，维持良好的口腔健康有助于咀嚼功能的发挥，促进营养摄入吸收。孕期及哺乳期女性生活规律多变，进食次数增多，偏爱酸甜食物且容易忽略口腔卫生保健，加大了孕期及哺乳期女性龋病的发病率。孕期及哺乳期女性龋病引起的牙体缺损或疼痛导致母体咀嚼功能降低，从而导致孕妇及哺乳期女性营养摄入不充分或不均衡，对胎儿及婴儿的生长发育及口颌面部发育产生较大影响。由于不建议孕期女性在孕早期及孕晚期常规诊疗龋病，龋病延误治疗更易发生牙髓炎及根尖周炎。孕期女性口腔内高水平的内氏放线菌与龋病、低体重出生儿及早产显著相关。由于孕期女性激素水平的改变，若不注意口腔卫生容易罹患妊娠性牙龈炎、妊娠性牙周炎、妊娠性龈瘤等牙周病。孕期女性牙周病对婴幼儿会产生影响。研究发现，孕期女性牙周病越严重，发生早产和新生儿低体重的概率越大。牙周病刺激前列腺素 $E_2$ 的形成，影响子宫收缩，增加早产的风险。据报道，孕期牙周病能使早产的风险增加 4～7 倍，而且早产的风险随母体牙周病严重程度的增加而增高。与牙周病有关的炎症介质，如细胞因子、白细胞介素（interleukin，IL）-1、IL-6、肿瘤坏死因子（tumor necrosis factor，TNF）-α 都对胎盘和胎儿有害。尽早发现并治疗孕期及哺乳期女性的龋病、牙周病等，不仅有利于母体的口腔健康，缓解孕期、哺乳期敏感阶段女性的心理压力，同时对减少不良妊娠的结局发生、降低婴儿口腔疾病发生率具有重要意义。

孕期及哺乳期女性的不良用药可能导致儿童生长发育及牙和口颌面部发育异常。在维持孕期及哺乳期女性口腔健康的同时，安全的局部及全身用药对儿童生长发育至关重要。

孕期与哺乳期女性用药时必须考虑药物对胎儿和新生儿的影响，应权衡利弊，兼顾对母体、胎儿、新生儿的影响，一方面对母体所患口腔疾病给予有效的治疗，另一方面减少或避免药物对胎儿、新生儿的影响。口腔诊疗中常需用到局部麻醉药物，应注意孕期和哺乳期女性局部麻醉药使用的注意事项：怀孕状态是局部麻醉的相对禁忌证，孕前期使用药物容易影响胚胎，孕后期孕妇可能存在药物代谢障碍，孕中期是药物使用最安全的时期；必须进行局部麻醉时，局部麻醉药首选利多卡因和丙胺卡因，慎用阿替卡因等，慎用或不用肾上腺素。

# 孕期常见的口腔疾病

## 妊娠性龈炎

妊娠性龈炎是最常见的孕期牙周病，前牙区最易被累及（图5-1）。在妊娠期间，激素水平的变化促进炎症反应，增加牙龈炎和牙周炎的风险。即使有菌斑控制良好，由于激素水平的变化，有50%～70%的孕妇会在妊娠期间患妊娠期龈炎。妊娠期龈炎通常在妊娠期第2个月和第8个月出现，并且被认为是孕激素黄体酮和雌激素水平升高的结果，激素通过影响牙龈的小血管，使其更具渗透性。临床症状有：牙龈呈广泛性的深红色或黑红色，龈缘增厚，牙间乳头肿胀增生，易探针出血，龈沟液分泌增加，形成假性牙周袋。在组织学上，妊娠性龈炎与非妊娠性龈炎无明显差异，均表现为非特异性的血管性、增生性炎症反应，伴随着大量炎性细胞的浸润。妊娠性龈炎常始发于孕后第 2 个月，在孕中期（3 ~ 6 个月）最为严重，可持续至第 8 个月，孕后期及分娩后炎症可呈消退趋势。妊娠时期激素对牙周微生态的影响，增加了牙周组织对致病因子的易患性，因此孕前即患有龈炎的女性，妊娠期牙龈炎加重的比例达 50%。

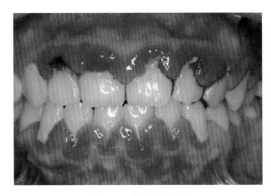

图 5-1　妊娠性龈炎

图片来源：由四川大学华西口腔医院牙周科丁一教授提供。

## 妊娠性龈瘤

妊娠性龈瘤是发生在牙间乳头部位的炎症反应性瘤样增生物，孕期女性中发病率高于 5%，来源于牙周膜及牙龈的结缔组织，为非真性肿瘤，无肿瘤的生物学特征及结构（图 5-2）。妊娠性龈瘤临床表现为无痛性、外生型肿物，呈红斑样或光滑的小叶状。主要存在于牙龈（约70%），舌头、唇黏膜、颊侧或腭侧黏膜也可见。其生长迅速，触之易出血，但直径通常不大于2 cm。妊娠性龈瘤可出现在孕期的任意阶段，最常出现在初次妊娠的孕前期（1～3个月）或孕中期（3～6个月），分娩后常自行消退。研究表明，妊娠时黄体酮水平升高，可导致牙龈对局部刺激的反应增强，产生炎症性增生反应。局部菌斑、创伤的刺激是妊娠性龈瘤主要的促进因素。研究发现近1/3的妊娠性龈瘤发生于局部创伤后，特别是症状严重的病例。然而，孕期激素在妊娠性龈瘤发生中的致病机制仍不明确，多因素的联合效应可能促进了妊娠性龈瘤的发生。

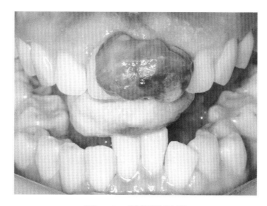

图5-2 妊娠性龈瘤

图片来源：由四川大学华西口腔医院牙周科丁一教授提供。

## 孕期牙周炎

孕期女性发生在牙周支持组织的感染性疾病就是孕期牙周炎，主要表现为牙槽骨的吸收和牙周膜附着丧失，发病率约为30%。单纯孕期激素水平的改变对牙周附着水平未见明显影响，但是全身疾病或已有的牙周炎会导致或加剧孕期牙周炎的发生，如妊娠糖尿病患者的牙周炎发病率显著高于妊娠期非糖尿病患者。孕期牙周炎的发生与孕妇的全身系统疾病有相关性，如糖尿病、心脑血管疾病、早产、低体重儿的发生。

妊娠期间，一些孕妇虽不表现出牙周炎的症状，但仍有可能出现牙的松动，为非炎症性的牙松动，其原因可能在于黄体酮和雌激素水平上升影响到牙周膜或牙槽骨的稳态。这种情况下的牙松动一般为暂时性的，分娩后随激素水平的恢复而逐步缓解。

## 牙体牙髓病

妊娠期母体由于处于特殊的生理变化时期，再加上生活习惯的改变，多种因素可造成其口腔环境不洁，促进一系列牙体牙髓病的发生，包括龋病、牙髓炎、酸蚀症等。妊娠早期的生理性呕吐反应，使口腔内 pH 下降，不及时的口腔清洁和菌斑的慢性积累容易导致牙体广泛性的酸蚀症状，造成牙体表面的牙釉质甚至牙本质的破坏。妊娠期孕激素对牙周微生态的影响增加了牙龈炎症的易患性，给有效的口腔清洁增加了难度。由于生理性代谢的改变，孕妇进餐次数增多，并可能出现偏好酸甜食物的习惯。这些饮食习惯和口腔护理行为的改变可导致口腔内产酸菌数量升高，菌斑产酸量增大，致龋能力增加，提高了龋病和牙髓炎的发病风险。一些孕妇由于对口腔疾病知识的缺乏或担心流产的风险，在发现疾病后不愿进行及时的口腔治疗，也是导致疾病进展的重要原因。

## 第三磨牙冠周炎

第三磨牙冠周炎又称智齿冠周炎，多发生在未萌出或萌出不全的第三磨牙，以下颌多见（图5-3）。由于龈瓣部分或全部包绕第三磨牙，使龈瓣和牙之间形成较深的盲袋，造成食物及细菌积聚在盲袋内不易清洁，导致第三磨牙牙周炎症的发生。妊娠期全身激素水平对口腔内微生态的影响及对口腔卫生护理的忽视、全身抵抗能力的下降，导致孕期女性第三磨牙冠周炎高发。第三磨牙冠周炎通常以急性炎症形式出现，患侧可出现牙龈肿痛、自发性跳痛，甚至放射至同侧头面部，如果炎症波及咽侧、咀嚼肌，可出现进食、咀嚼、吞咽困难和不同程度的张口受限，严重者可引起颌面部间隙感染，出现发热、头痛等全身症状。

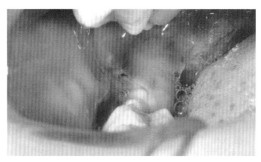

**图5-3 智齿冠周炎**

图片来源：由四川大学华西口腔医院口腔颌面外科潘剑教授提供。

## 颌面部间隙感染

颌面部间隙感染是发生在口腔颌面部及颈部潜在间隙的化脓性炎症

的总称，包括眶下、咬肌、颌下、下颌下、咽旁、口底等多个间隙的感染。当化脓性炎症弥散时称为蜂窝织炎，局限时称为脓肿。其感染的途径主要有牙源性、腺源性、血源性、创伤性。根据感染部位的不同，间隙感染临床表现为不同区域的颌面部及颈部的肿胀、红肿热痛，疼痛可放射至耳颞区，伴随不同程度的张口受限。炎症可波及眼眶、咽部及舌底等相邻器官，导致相应的运动异常和周围间隙感染，全身症状轻重不一，可有发热、畏寒、头痛、食欲减退等。孕期女性由于体内孕激素的影响，可能增加炎症反应细胞和炎性物质的渗出，加重局部炎症反应，严重者可伴随胎动的异常，增加不良妊娠结局的风险。

# 孕期口腔疾病对胎儿发育的影响

 早产

早产是妊娠满 28 周至不足 37 周的分娩者。25% ～ 40% 的早产儿可检测到宫内感染。口腔感染或败血症可能靶向于胎盘，妊娠期母体对口腔感染的易患性提高，牙龈卟啉单胞菌、假单胞菌、放线杆菌等的定植明显增加，造成不良妊娠结局。

牙周健康状况与全身健康有着紧密的联系，可成为全身许多系统疾病潜在的重要危险因素，包括心脑血管疾病、糖尿病、肺炎、肥胖、骨关节炎、早产低体重儿等。早产，指新生儿出生时胎龄小于 37 周，低体重儿是指新生儿出生时体重未满 2500 g，早产常伴发低体重儿，早产被认为是新生儿死亡的主要原因。早产儿在出生第一个月死亡的风险是足月产儿的 10～40 倍。

早产的危险因素包括孕妇年龄、人种、吸烟史、妊娠糖尿病等全身因素及多胎妊娠、宫颈管过短、细菌性阴道炎等局部因素。牙周病是早产低体重儿的危险因素之一，患有牙周病的孕妇发生早产低体重儿的概率是牙周健康孕妇的 7.5 倍，18.2% 的早产低体重儿与孕妇牙周病密切相关。随着牙周病的加重，发生早产的危险性增加，呈剂量－反应关系。评价牙周状况的临床指标包括牙周探诊深度、临床附着丧失、探诊出血阳性位点百分比等，牙周病定义不同，则使用的临床指标不同，可导致研究对象的牙周炎症状况不同，而早产的发生率随着牙周病严重程度的加重而增加。

牙周病增加早产低体重儿危险性的机制主要有：①牙周致病菌可以通过血液循环定植于胎盘，从而增加不良妊娠结局发生的危险性。②牙周慢性炎症导致炎性介质水平的改变。牙周病患者机体 IL-1、IL-6、前列腺素 $E_2$、TNF-$\alpha$ 等炎症因子，牙周致病菌细胞壁外膜中的脂多糖（lipopolysaccharide，LPS）与早产低体重儿有关。高浓度的 LPS 可调节子宫平滑肌收缩，诱发早产。③母体对口腔致病菌所产生的获得性免疫反应。牙周致病菌和代谢产物可以到达胎盘，适应性免疫反应将启动并产生细菌特异性抗体，首先形成 IgM，IgM 抗体转换为 IgG 抗体，母体 IgG 抗体可以通过胎盘传递给胎儿。牙周致病菌 IgG 抗体可能是不良妊娠结局的保护因素。④牙周致病菌与抗磷脂抗体综合征相关抗体的分子拟态学说。抗磷脂抗体综合征（anti-phospholipid syndrome，APS）作为早产的危险因素引起了广泛关注。APS 是一种以微血栓形成和引起自发性流产为特点的自身免疫性疾病，能够导致流产、早产等不良妊娠结局。

虽然对孕期牙周治疗能否降低早产发生率还有争议，但是保持妊娠期间牙周组织的健康状况是必要的。对于有牙周病的育龄期女性，建议在孕前进行牙周治疗，以达到降低早产风险的目的。对于妊娠期间就诊的孕妇，应当给予适当的处理，以维护其牙周健康。

## 胎儿牙发育异常

孕期母体环境因素可影响胎儿牙发育。妊娠早期病毒、药物、环境污染、X线照射等因素均可影响牙发育，尤其是牙的数目、大小及形态。母体缺乏蛋白质、维生素A、维生素D或矿物质钙、磷、铁等，可直接影响牙发育，导致釉质或牙本质结构异常。同时越来越多的学者关注到，生命早期母体的环境暴露与胎儿及儿童的牙发育异常密切相关。这种暴露往往是多因素的，在研究环境暴露时必须考虑其与其他暴露因素的联合作用。

## 遗传性先天性牙病

孕期母体感染已证实与牙发育相关，如牙釉质发育不全。母体梅毒螺旋体感染造成"梅毒牙"，即牙形态与结构异常。低出生体重患儿在出生后出现钙代谢紊乱，牙釉质矿化并导致牙釉质浑浊症。多生牙、先天性缺牙有一定的遗传性和家族性，潜在的环境因素包括感染、外伤、放射线照射、化学药物、病理代谢产物等。

妊娠期间宫内微生物感染对孕妇和胎儿都有很大的影响，会影响胎儿的生长发育甚至造成早产或低出生体重。同时孕妇的口腔条件致病菌可能通过血液循环进入胎盘内，进而可能影响胎儿口腔内的微生物群落结构，造成龋病易患或牙周病易患。因此在女性妊娠期间除孕检十分重要且必要外，孕前口腔检查、孕期口腔护理及保持口腔健康也是不容忽视的。

## 胎儿颅颌面发育异常

孕期母体环境因素可影响胎儿颅颌面部发育。胚胎第 6 ～ 7 周时，面部各突起若未能正常联合，则形成唇腭裂、面裂、颌面部畸形等颌面部发育异常。孕妇营养作为重要的环境因素对胎儿的颅颌面部发育起着举足轻重的作用。孕期女性自身出现营养不良状况，一定程度上会造成胎儿颌面部发育不良，严重时可能导致胎儿颌面部发育异常。孕期饮食情况可能会与胎儿的遗传基因发生互动，影响到胎儿的出生缺陷类型与程度。各种原因造成女性怀孕期间维生素的缺乏，如维生素 A、维生素 $B_2$、维生素 $B_5$、叶酸等，可发生唇裂、腭裂等先天畸形。母体在孕期受到如遇到某些损伤，特别是子宫及邻近部位的损伤，如不全人工流产或不科学的药物堕胎等均可影响胚胎颅颌面部发育从而导致畸形。母体在妊娠初期罹患病毒感染性疾病如风疹等，也可影响胚胎的发育而成为颅颌面部畸形发生的诱因。在妊娠早期，孕妇因生理性、精神性和损伤性原因导致体内肾上腺皮质激素分泌增加，造成内分泌失调，也可能诱发颅颌面部发育异常。此外，孕早期主动吸烟和被动吸烟会增加胎儿口唇腭裂畸形的风险。

# 孕期口腔健康管理

孕期，即妊娠期，是胚胎和胎儿在母体内发育成熟的过程，经过280天，将一个肉眼看不见的受精卵孕育成平均体重为 3.2 kg 的新生儿。孕期女性生理特点随体内激素水平变化，一般分为孕早期（怀孕第 1～3 个月）、孕中期（怀孕第 4～7 个月）、孕晚期（怀孕第 8～10 个月）。孕期口腔健康管理的目标是在提倡孕期女性注重口腔保健的同时，口腔科医师应根据孕期女性患者的生理和心理上对牙科护理的要求和反应、社会心理需求及胎儿或新生儿的安全健康状况，发展并建立适时、及时的预防和治疗措施。孕期口腔健康管理应在孕期女性全身状况的评价、病史评估和体格检查的基础上，不仅包括对患者的口腔健康宣教和口腔卫生宣教等预防措施，在适当时期及时进行相应的口腔治疗措施，正确使用安全药物，还包括保证良好的饮食习惯及均衡营养的摄入。值得注意的是，孕期女性口腔诊疗涉及牙片拍摄时，应着重避免 X 线照射，尤其在孕早期，尽量避免使用或使用最小量的诊断性 X 线照射，或着重使用铅围裙以减少 X 线的暴露。

## 📖 口腔健康宣教

在孕前期及孕早期就应对备孕期女性进行健康教育。应当定期进行孕期口腔卫生保健知识的宣讲和心理卫生的健康教育，在孕前期定期进行专业全面的口腔检查，有利于孕期口腔疾病的预防或在孕前期治疗已存在的口腔疾病，以免因孕期生理和环境因素的改变使已存在的口腔疾病加重。所谓"最好的治疗即预防"，预防和消除孕期发生口腔疾病隐患的最佳时期就是在备孕期，进行全面的口腔检查和治疗十分重要，接受治疗的不仅是备孕期女性，准爸爸及家庭成员都应该接受相应的检查和治疗。

## 口腔卫生宣教

由于孕期女性就餐次数增多，建议孕妇在掌握正确的刷牙方法的同时增加相应的刷牙次数，尽量做到每餐后刷牙，配合漱口水、牙线等清洁措施。帮助孕期女性形成定期进行口腔检查的习惯，以早期发现口腔疾病并及时处理。在孕中期至少接受一次全面的口腔检查。建立良好的生活习惯，戒除吸烟、酗酒等不良嗜好，降低胎儿致畸、致愚的风险。

## 全面口腔检查及口腔保健状况评估

健康检查，包括牙周情况、龋病及牙髓根尖周病、阻生牙等。口腔保健状况评估，即定期口腔检查，如习惯及既往治疗史，家庭口腔保健习惯，龋风险评估，口腔健康相关不良习惯、生活方式，如吸烟、嗜甜食、大量摄入碳酸饮料等。妊娠前系统性地治疗原有的牙龈炎和牙周炎，降低孕期激素水平改变诱发妊娠期龈炎或牙周炎导致牙松动脱落的可能性。尽可能治疗龋齿，改变饮食习惯和不良的口腔卫生习惯，降低患龋风险；及时助萌或拔除符合相关适应证的第三磨牙，因为第三磨牙冠周炎易在孕期发生。

## 孕妇均衡营养的保证

由于胎盘把大量的维生素 C 运输给了胎儿，孕期女性需要摄入更多的维生素 C 来维持正常血浆维生素 C 的浓度。推荐孕妇和哺乳期女性每日应摄入维生素 C 的量分别为 85 mg 和 120 mg。饮食摄入的维生素 C 和牙周病有剂量依赖关系。乳牙列的发育在妊娠期第 3 ～ 4 个月，胎儿开始从母体的储备中吸收钙、磷、蛋白质和维生素 A、维生素 C 和维生素 D。为降低胎儿牙发育异常的可能性，应合理设计孕妇的食谱，在合适的时机每日补充维生素和矿物质是有益的。有计划地补充叶酸，可有效预防胎儿唇腭裂的发生。

开展备孕期口腔遗传病咨询可基于家族史、检测结果等信息对其后代再发风险进行评估，尽可能做到早诊断、早治疗，降低该类疾病在新生儿中的发生率，提高我国人口素质。

# 孕期口腔急症处理原则

原则上整个孕期不做口腔治疗，非做不可的情况下则在孕中期进行，且不能将治疗延续至孕晚期。孕早期和孕晚期只做简单的处理以缓解症状，如开髓引流、脓肿切开、冲洗等，等到孕中期或分娩后再完成后续治疗（表5-1）。孕期女性的年龄、口腔健康相关的习惯（如吸烟、饮酒等）及系统性疾病（如糖尿病、高血压等）也是制订治疗方案的关键。

表5-1　孕期各阶段口腔治疗的选择

| 孕期 | 周数（周） | 处理原则 | 可开展的治疗 |
| --- | --- | --- | --- |
| 孕早期 | 1～15 | 紧急处理 | 开髓引流、脓肿切开、冲洗 |
| 孕中期 | 16～28 | 一般治疗 | 补牙、根管治疗、拔牙、洁牙 |
| 孕晚期 | 28～40 | 紧急处理 | 开髓引流、脓肿切开、冲洗 |

口腔科医师为孕妇治疗口腔疾病需要与产科医师进行充分沟通和协助；了解患者有无产科方面的并发症，如妊娠期高血压、妊娠糖尿病、先兆流产、早产、精神状态等，留存以下资料（表5-2、表5-3）。

表5-2　孕妇口腔诊疗留存信息表

| 患者姓名： | 性别：女 | 年龄： | 出生年月： | | 妊娠周数： |
| --- | --- | --- | --- | --- | --- |
| 诊断： | | | | | |
| 告知目的： | | | | | |
| 症状、治疗结果或检查结果： | | | | | |

表5-3　孕期女性口腔疾病治疗指南

| 评估孕期女性的口腔健康状况 | 通过问诊或问卷调查评估口腔健康情况 | • 上一次口腔检查或治疗是多久<br>• 是否存在牙龈肿胀、牙龈出血、牙痛、咀嚼障碍或其他口腔问题<br>• 怀孕周数或预产期是多久<br>• 是否对口腔孕期治疗存在疑虑<br>• 自怀孕以来是否出现呕吐症状，频率为多少 |
|---|---|---|
| | 询问系统病史及饮食习惯，包括吸烟、饮酒情况或软性毒品摄入史 | |
| | 进行全面口腔检查，包括牙龈肿胀、牙龈出血、龋齿、黏膜病变、感染或创伤等，并对龋齿、牙周病进行风险评估<br>美国牙科协会明确了口腔诊断性的X线照射检查在孕期是安全的，必要时可采取X线检查以辅助诊断 | |
| 对孕期女性进行口腔卫生宣教 | • 消除患者及家属对孕期的口腔治疗的顾虑，包括放射线片、止痛药、局部麻醉的安全使用<br>• 如果上一次口腔检查超过半年或已出现口腔健康问题，应建议孕期女性积极就诊，早期进行口腔检查或治疗<br>• 鼓励孕期女性进行口腔治疗、养成良好口腔卫生习惯、健康饮食及参加产前训练班等<br>• 建议孕期女性遵循医嘱以达到理想的治疗效果 | |
| 为孕期女性提供口腔疾病管理和治疗 | • 在孕期中对相应口腔状况提供急诊诊疗<br>• 为孕期女性制订全面的口腔健康计划，包括预防、治疗及维持。加强与其沟通，充分告知各种治疗方案的预后和风险<br>• 遵循标准的治疗流程，治疗过程中使用橡皮障<br>• 口腔治疗时孕期女性应采取适宜的体位，如头高脚低位或半卧位，并允许其适当调整体位以保持舒适，也可在其右臀部放置一小枕头或嘱轻微向左偏倚以防止低血压引起的头晕或恶心症状<br>• 医嘱定期复诊以评估治疗情况 | |

　　口腔科医师作为专科医师对孕产妇的全身情况并不了解，在对患者进行口腔治疗的过程中建议查看患者的产科检查报告或与患者的产科医师

建立良好沟通，告知产科医师口腔专科治疗方案，获得产科医师的意见和建议。与产科医师交流的主要内容包括全身用药方案、患者有无产科方面的并发症、患者的精神状态等。

# 哺乳期口腔健康管理

哺乳期是指产后产妇用自己的乳汁喂养婴儿的时期，即开始哺乳到停止哺乳的这段时间，一般为 10 个月至 1 年，建议在条件允许的情况下将哺乳期延长至 2 周岁。哺乳期期间女性将自身营养直接供给胎儿，机体免疫功能下降，激素水平和饮食习惯的改变使其更容易罹患某些口腔疾病，更需要加强口腔健康管理乃至全身健康调理。由于一些药物可能对经母乳喂养的胎儿产生影响，哺乳期女性口腔疾病的诊疗有一定的局限性，但局限性小于孕早期和孕晚期的口腔诊疗可行范围，不局限于做一些开髓引流、脓肿切开、牙周或冠周冲洗等急症处理措施，也可以进行龋齿充填治疗、根管治疗、拔牙等常规诊疗操作，减轻哺乳期女性因口腔疾病带来的痛苦。口腔诊疗过程中一些局部药物的使用并不会对哺乳期女性的母乳质量产生影响，因此对哺乳期女性口腔疾病进行必要可行的口腔诊疗至关重要，避免因口腔疾病对哺乳期女性的身心健康甚至对婴儿全身健康及口腔健康产生不良影响。

哺乳期女性的口腔健康管理不仅有助于防治母亲发生龋病、牙周病等口腔疾病，减轻母亲牙痛、牙龈出血等症状，还有助于帮助母亲维持良好的口腔环境，避免在喂养过程中将口腔细菌传递给婴儿。哺乳期女性良好的口腔健康管理有助于建立母亲的全身保健及口腔保健意识，促进新生儿、婴儿口腔健康和生长发育。

哺乳期女性的口腔健康管理包括哺乳期女性日常口腔健康的维护、定期口腔保健预防并及时治疗口腔疾病、哺乳期女性全身调理、药物使用注意事项知识宣教及哺乳期婴儿口腔保健知识宣教。哺乳期女性常见的口腔疾病多是由于口腔卫生保持不佳、饮食习惯不佳导致的龋病、牙周病，此时期患牙周病及龋病应早期积极进行常规口腔诊疗。哺乳期女性在治疗牙周病、口腔黏膜疾病及拔除智齿后需要使用局部麻醉药或抗感染药等全身用药时，应慎重选择，避免药物成分通过母乳进入婴儿身体内，对婴儿的全身健康及口腔健康造成危害（表5-4、表5-5）。哺乳期女性必须使用局部麻醉药或全身性抗感染药时，一定要暂停母乳喂养，但母乳暂停时间过长会对婴儿生长发育造成一定影响。

表5-4　美国食品药品监督管理局对药品危险级的分级

| 分级 | 风险情况 |
| --- | --- |
| A级 | 已经有关于孕妇的大量严格的对照研究证实不会增加胎儿致畸风险 |
| B级 | 动物实验未发现对胎儿有害，且缺乏关于孕妇的严格的对照研究；或者动物实验发现对胎儿有害，但关于孕妇的大量严格的对照研究还未证实可增加胎儿致畸风险 |
| C级 | 动物实验发现对胎儿有害，但缺乏关于孕妇的严格的对照研究，或者还没有动物实验结果，也没有关于孕妇的大量严格的对照研究 |
| D级 | 关于孕妇的大量严格的对照研究或者观察资料显示出对胎儿有害，但疗效远大于潜在的风险 |
| X级 | 关于孕妇的大量严格的对照研究或者观察资料提供了胎儿致畸的证据，这类药物禁用于孕妇和即将怀孕的女性 |

注：美国食品药品监督管理局（Food and Drug Administration，FDA）。

表 5-5　妊娠期和哺乳期女性牙科用药的选择

| 口腔科治疗用药 | 美国 FDA 分级 | 用药选择 |
|---|---|---|
| **局部麻醉药物** | | |
| 利多卡因、丙胺卡因 | B | 安全 |
| 甲哌卡因、阿替卡因、苯佐卡因、布比卡因 | C | 安全 |
| **镇痛药物** | | |
| 扑热息痛 | B | 安全 |
| 布洛芬 | B（D，妊娠后 3 个月） | 安全 |
| 羟考酮 | B | 禁用 |
| 阿司匹林 | C（D，妊娠后 3 个月） | 禁用 |
| 可待因 | C（D，妊娠后 3 个月） | 慎用 |
| 曲马朵 | C | 慎用 |
| **抗感染药物** | | |
| 青霉素、头孢菌素、克林霉素、甲硝唑 | B | 安全 |
| 氟康唑、咪康唑、庆大霉素、制霉菌素 | C | 口腔局部黏膜、皮肤外用 |
| 地塞米松、卡马西平、四环素类、氨基糖苷类 | D | 禁用 |
| 利巴韦林、沙利度胺 | X | 禁用 |

　　由于哺乳期女性口腔疾病易患性增加及药物使用的局限性，哺乳期女性更应注意日常口腔健康的维护，保持良好的口腔卫生习惯和饮食习惯，每日有效刷牙，可辅助使用漱口水和牙线。哺乳期女性可选择在哺乳

期阶段治疗因孕期延缓治疗的某些口腔疾病，定期进行专业的口腔检查，恢复良好的口腔咀嚼功能和稳定的口腔环境，有利于促进母婴口腔健康及全身健康。哺乳期女性口腔诊疗中药物的使用也应尤其注意，决定乳汁中药物浓度的一个重要因素是药物从血浆到达乳汁的速度。药物从乳汁中排泄的机制包括被动扩散和载体介导的输送。决定一位哺乳期女性是否适合服用某种药物的因素包括药物是在急性期使用还是长期使用，是剂量依赖还是非剂量依赖的毒性；使用的剂量和治疗时间；婴儿的年龄；婴儿摄入的乳汁量及药物对泌乳的影响。为了使婴儿最小量地暴露于药物，临床口腔科医师应该考虑采用以下措施：限制药物治疗，暂时延缓用药，建议母亲不要在血浆中药物浓度过高的时候哺乳，在婴儿最长睡眠期前对母亲用药和暂时停止哺乳。在口腔诊疗中，应注意避免使用红霉素、地西泮、巴比妥类药物。在治疗单纯疱疹、药物性过敏性口炎、慢性唇炎时应避免使用长效药物或多种药物联合使用，最好考虑单剂量药物，减少药物在体内蓄积。服药期间应适时哺乳或考虑暂时人工喂养。此外，哺乳期合理的饮食安排与孕期营养补充同等重要。哺乳期应忌烟酒，避免喝浓茶和咖啡。食用甜食和酸食后应注意多擦拭牙面并用清水漱口，避免龋齿发生。避免高脂肪饮食，均衡饮食，保证乳汁质量。

哺乳期即母乳喂养阶段，是维护儿童口腔健康的关键阶段，婴幼儿口腔保健是哺乳期女性口腔保健管理中特别而重要的部分。婴儿主要存在奶瓶龋、恒牙发育不良、氟斑牙等口腔健康问题。奶瓶龋在婴儿期很常见，乳前牙多发，主要由婴儿含奶瓶入睡所致，平躺时含奶瓶对面部有压迫作用，使糖分停留在刚萌出的乳前牙上，细菌大量利用糖产酸导致牙齿迅速脱钙。婴儿期是恒牙发育的时期，该时期婴儿全身健康不良，则可能导致恒牙的发育异常。婴儿期用过四环素可能引起四环素牙，环境中如饮水中氟含量过高，易引起氟斑牙。

婴幼儿口腔保健的方法有以下几种。

## 母乳喂养

尽量用母乳来喂养，因为母乳营养比较均衡，能促进婴儿免疫力的提高。在没有母乳的情况下，可选用牛奶和羊奶，最好要用原始奶，但是动物的原始奶不易购买，一般都用奶粉，然而奶粉远不如鲜牛奶营养价值高，更比不上母乳。所以，尽量要用母乳来喂养，至少喂养半年以上，这利于婴儿的正常发育。人在胚胎时期发育最快，在出生后半年，婴儿的生长发育同样迅速，包括牙齿的钙化、乳牙的萌出，均在此时，一定要重视这一时期的婴儿健康。

## 哺乳姿势

要注意哺乳姿势，哺乳时不要压迫婴儿面部，用奶瓶哺乳时要注意不要让婴儿平躺哺乳，而应该采用坐姿，这样便于颌面部发育，保证乳牙萌出时正常排列，形成正常的颌形。

## 清洁口腔

由于婴儿在此时期自己无清洁能力，因此要在家长帮助下进行。建议在喂养婴儿后，用清水给婴儿漱口，或者让婴儿口服温水也可。

## 指套牙刷

婴儿不能刷牙，因此建议家长用指套牙刷，其刷毛由软硅胶制成，超市或医药商店均有销售。将指套戴在家长或护理人员手上，将手放到婴儿口腔内，蘸水在口腔内刷洗，尤其在牙齿萌出后，牙面可能生有菌斑，因此，用指套牙刷可以将牙齿表面的菌斑擦洗掉，对婴儿的口腔黏膜也有清洁作用。

## 咀嚼能力

在这一时期要注意婴儿咀嚼能力的培养。可以准备无伤害、无不良反应的婴儿咀嚼棒，可以让婴儿咀嚼磨牙，有利于牙齿快速萌出，保证牙根部有一定的力量。

## 补氟

我国有部分地区属高氟区，井水中的氟含量很高，而大多数地区都饮用自来水，自来水中氟的含量则较低，因此，非高氟区婴儿补氟是有必要的。若发现婴儿有患龋倾向，或已经患龋齿，一定要在医师的指导下补充氟元素。

### 📖 定期口腔健康检查

在婴儿牙开始萌出时，要观察婴儿牙是否发育正常。每隔 6 个月或 3 个月，要请口腔科医师为婴儿查看牙生长情况，如检查婴儿牙的位置、排列等是否正常，是否有龋齿等，以保证婴儿期的口腔健康。

# 儿童龋病管理

儿童是龋病的高发人群，第四次全国口腔健康流行病学调查结果显示，我国 3 岁和 5 岁儿童乳牙患龋形势严峻，且在低龄儿童有越来越严重的趋势。儿童龋病状况要得以改观，应以"慢性病管理"的方式将预防与临床诊疗技术相结合，降低儿童的患龋风险，阻断龋病的发生、发展，维护儿童的口腔健康。

# 乳牙萌出期的龋病管理

乳牙在萌出后不久即可患龋，临床上可见出生后 6 个月婴儿刚萌出的上颌乳中切牙患龋。与恒牙相比，在牙萌出后，乳牙龋病的发生较早。有关我国乳牙患龋情况的报道，均显示 1 岁左右起即直线上升，7 ～ 8 岁时达的高峰。因此，在儿童出生后第一年开始采取口腔保健措施非常重要。清除菌斑应从第一颗乳牙萌出开始，而这一工作完全靠家长来完成。

## 口腔健康管理档案的建立

健康的乳牙及乳牙列是儿童全身健康的前提和保障，维护好儿童的口腔健康也应为儿童建立个性化的口腔健康档案，记录儿童口腔软硬组织的发育情况、患龋风险及咬殆情况等。

## 第一次口腔检查

在儿童第一次口腔检查前，家长可以为儿童准备一些和看牙相关的画册、绘本或动画视频，让儿童对口腔检查有一个初步的认识。家长不应当用口腔科医师或口腔治疗来吓唬儿童或用各种奖励对儿童看牙进行诱导，这可能会使儿童对口腔检查产生恐惧心理或者畏难情绪，对儿童今后的口腔诊疗过程产生不利影响。家长可以用儿童能接受或理解的词汇进行交流，尽量回避敏感词句，如打针、疼痛、拔牙等。此外，家长尽量不要在儿童面前表现出自己的紧张和焦虑，这也可能导致儿童对口腔诊疗产生抵触和恐惧心理。对较重、有可能涉及口腔治疗或束缚治疗的儿童尽量空腹或少量进食，以免引起患儿呕吐和呛咳。

婴幼儿应该在第一颗牙萌出后 6 个月内，由家长带至医院进行专业的口腔检查。在婴幼儿第一次口腔检查中，医师和家长可采用膝对膝的姿势（图 5-4），即医师在儿童的头部方向，家长与医师相对而坐，用肘部固定儿童的双腿，双手握住儿童的双手固定在儿童身体的两侧，医师用手或口镜牵拉颊部打开其口腔，通过临床检查判断儿童的牙萌出和口腔颌面部发育情况，通过与家长的详细交流了解儿童的出生状态、喂养史、饮食习惯、全身疾病史、口腔卫生习惯和父母的患龋情况，评估婴幼儿患龋病的风险，提供有针对性的口腔卫生指导或局部使用氟化物，并让家长了解正确的口腔卫生保健方法和喂养方法等。

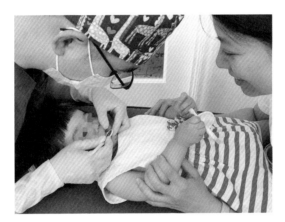

图 5-4　医师和家长配合的第一次口腔检查

## 📖 婴幼儿的口腔护理

从婴儿出生后到乳牙萌出前，家长应协助婴儿建立口腔卫生习惯，为今后适应刷牙做好准备。家长应在每次哺乳后使用少量温开水为婴幼儿清洁口腔，每日早晚用温开水浸湿软纱布为儿童擦洗牙龈、腭部等口腔黏膜，每天至少清洁一次，以清除食物残渣并适当按摩牙床，且有助于家长及时发现口腔里的新情况。为减少婴儿哭闹，可以将清洁口腔和洗脸、洗澡放在一起，这样婴儿对口腔清洁的动作很熟悉，将来也容易接受刷牙。此外，家长应使用正确的喂养方式，避免婴儿与他人（特别是有活动性龋的家长）之间可能产生唾液交叉的行为，如嘴对嘴亲吻、家长咀嚼后喂食、公用餐具等，防止致龋菌在成年人和婴儿间传播。

在乳牙萌出期间，婴幼儿可能出现唾液增多、喜咬手指或硬物，甚至局部牙龈出现充血红肿，以上症状在牙萌出后会逐渐缓解，家长可通过磨牙棒等辅助工具适当缓解婴幼儿不适症状。此外，家长应逐渐减少夜间喂食次数，避免婴幼儿夜间进食后直接睡觉或含奶瓶、乳头睡觉的习惯，同时，家长应控制婴幼儿对高致龋食物的摄入量和摄入频率，可适当添加富含纤维的食物作为辅食，以促进牙面的清洁和颌骨发育。

乳牙开始萌出后，家长应当用温开水浸湿消毒纱布或指套牙刷轻轻擦洗婴幼儿口腔和牙，每天两次，每次刷牙时间不少于1分钟。当多颗牙萌出后，家长应使用指套牙刷或儿童牙刷蘸清水为儿童清洁牙面，特别应注意接近牙龈缘的部位，每天刷牙两次，每次1～2分钟，可适当配合使用不含氟牙膏或儿童适龄含氟牙膏，含氟牙膏的使用量为牙刷前端一薄层或不超过半个米粒大小（图5-5）。

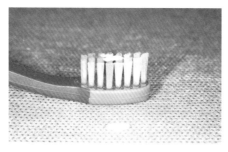

图5-5　米粒大小的牙膏用量

家长帮婴幼儿刷牙使用的方法是最简单的圆弧刷牙法，牙的各个面（包括唇颊侧、舌侧及咬𬌗面）均需刷到。提倡"一人一刷一口杯"，不要与其他人共用牙具，避免致龋菌的水平传播。乳牙萌出建立邻接关系后，家长就需要开始使用牙线清理婴幼儿的牙邻面。正确使用牙线，可有效预防乳牙邻面龋的发生。建议每天至少使用一次牙线。

## 制订个性化的防龋方案

70%的低龄儿童龋（early childhood caries，ECC）发生于8%的儿童，可见儿童龋病的分布并非平均，而是存在患龋风险较高的人群，即龋高风险儿童。随着儿童口腔医学向龋损早期诊断和用预防替代修复治疗的方向发展，对人群进行龋风险预测，筛选出龋高风险儿童，有助于在个体水平上为患儿提供适当的防龋措施，在群体水平上更有效地利用卫生保健资源，有的放矢地降低儿童龋的发生率。

对儿童个体的年龄、生物学因素、保护性因素和临床检查结果进行综合性分析，评估个体的患龋风险，是口腔保健人员和口腔科医师制订治疗计划的重要组成部分。至今还无任何一个龋风险评估（caries risk assessing，CRA）模型能够准确地预知个体在一定时间内是否发生龋病，但目前公认一个好的CRA模型应包括对个体饮食习惯、口腔卫生习惯、氟化物应用、易患个体及其口腔微生物群、个体所处的社会条件、文化背景和行为因素的综合分析与鉴别。CRA需要儿童口腔保健工作者或口腔科医师与儿童的家长进行充分的交流，详细了解儿童的出生状况、发育情况、饮食习惯、口腔卫生习惯及其父母的口腔健康状况等，根据评估结果获知机体对龋病的敏感性，从而制订个性化的口腔卫生保健计划。

个性化的口腔卫生保健计划制订需要以下步骤。

### ▌分析病因

应详细了解儿童的发育过程及现状、饮食和口腔卫生习惯及遗传因素情况，综合分析，找出致龋的主要因素并去除这一致病因素。

### ▌局部使用氟化物

根据婴幼儿患龋风险评估结果，可由专业人员进行个性化的婴幼儿牙局部涂氟。建议每年 2 次使用含氟涂料（含氟浓度为 0.10% ～ 2.26%）；对于高风险患龋的婴幼儿，建议每年涂氟 4 次。3 岁以下婴幼儿不建议使用含氟泡沫、含氟凝胶和含氟漱口水。

### ▌有针对性的口腔健康宣教

儿童良好口腔卫生的维持需要家长的参与，儿童时期是养成良好行为习惯的最佳时期，这一时期养成了良好的口腔卫生习惯，会使儿童终身受益。

### ▌不同年龄段的婴幼儿喂养及饮食指导

0 ～ 6 个月婴儿的喂养及饮食建议：大部分 6 个月以内的婴儿口腔中尚未萌出乳牙，主要是纯母乳喂养，不建议加水、果汁或其他任何食物，但当母亲由于各种原因无法给婴儿喂母乳时，可以采用配方奶喂养。随着婴儿月龄增加，母乳喂养应从按需喂养模式到规律喂养模式递进，逐渐减少喂奶次数，避免养成含乳头或奶嘴入睡的习惯，并减少夜间喂养的次数。一般建议：3个月内可夜间喂养2次，4～6个月减少到1次，6个月以后最好不再夜间喂养。

7个月～1岁婴儿的喂养及饮食建议：这个阶段的婴儿口腔中开始逐渐萌出乳牙，建议6个月以后鼓励母亲继续母乳喂养并逐步添加辅食，保持合理的喂食间隔。辅食应保持原味，不要在奶、粥、果汁或其他液体里加糖，不要给婴幼儿喂食软饮料和甜点，不要让婴幼儿长时间含着甜奶或甜饮料。

1～3岁幼儿的喂养及饮食建议：这个年龄段的幼儿生长速度相对婴儿期明显变慢，大部分幼儿1岁后乳磨牙开始萌出，咀嚼能力明显提高。开始断奶的时间可以在10～12个月，首先断夜奶，1岁半或2岁完全断奶。断奶的目的并不是完全断绝母乳，而是让幼儿循序渐进过渡到食用家庭膳食。1岁时鼓励幼儿使用水杯（或吸管），尽量减少使用奶瓶，且奶瓶内只能装白水和无糖奶，1岁半脱离奶瓶，不要把奶瓶当作安慰奶嘴。

## 定期进行口腔检查

根据个性化的患龋风险评估结果来确定定期检查的时间间隔，建议每3～6个月进行一次口腔检查，低患龋风险的儿童每6个月进行一次口腔检查，中～高患龋风险的儿童每3个月进行一次口腔检查。

低龄儿童龋的治疗原则应适应婴幼儿生长发育规律，以"慢性病管理"的方式将预防与临床诊疗技术相结合，降低婴幼儿龋活跃性，预防龋病向其他健康乳牙蔓延（新发龋）或向健康牙面蔓延（再发龋），采用风险相对较低的、相对简单的诊疗技术阻断龋损、牙病损进一步发展，最大程度降低婴幼儿龋对婴幼儿口腔健康的影响，最终阻断乳牙龋向恒牙迁延，维护儿童的口腔健康。

## 📖 药物治疗

药物治疗包括阻断性治疗和再矿化治疗两种方式，ECC 药物治疗的常用制剂包括 2% 氟化钠溶液、8% 氟化亚锡溶液、1.23% 酸性氟磷酸钠溶液、75% 氟化钠甘油糊剂和 38% 氟化氨银（silver diamine fluoride，SDF）溶液、氟保护漆等。含氟制剂药物治疗的作用原理是利用氟与牙中的羟磷灰石作用，形成氟化钙或氟磷灰石，氟化钙有再矿化的作用，氟磷灰石较牙本身的羟磷灰石抗酸力提高，以达到防龋和抑龋目的。药物治疗操作简单，患儿易于接受，一般在进行药物治疗后的 30 分钟内患儿不应漱口、饮水或进食。临床上应用 38% SDF 时要注意软组织的保护及监护人的知情同意。

适应证：①高患龋风险患儿，局限在釉质的早期龋损、白垩斑；②未形成牙体缺损或缺损较表浅，牙釉质大片剥脱不易形成固位洞形者；③静止龋，龋损部位易被清洁的患牙；④对于龋损已成洞的牙体硬组织，或者因经济、技术条件或患儿极不合作而无法实施修复治疗者。

禁忌证：①对药物过敏的患儿；②有进行性龋损，特别是位于邻面的潜行性龋；③龋损已导致牙髓感染的患牙。

操作时应参照不同药物的使用说明书，涂布药物要有足够的时间，使药液浸润牙面。使用有腐蚀性的药物时，药棉切忌浸药过多，结束时应拭去过多的药液，以免流及黏膜造成损伤。

## 过渡性治疗

过渡性治疗（interim therapeutic restorations，ITR）是一种姑息性的治疗方法，是指通过手用或机用器械最大程度地去除窝洞侧壁的龋损组织并适当保留近髓的软化牙本质，使用玻璃离子或树脂改良型玻璃离子等黏接材料进行暂时性充填修复，在患牙牙髓状态确定后或口内隔湿条件明显改善后对患牙进行后续的治疗。ITR 在避免牙髓暴露的前提下可阻止活动性龋的进展并暂缓患牙的最终修复，主要应用于不能为龋病治疗提供最佳隔湿环境的情况，如临床不合作患者或正在萌出的乳牙龋病；也可应用于已经预约全身麻醉下儿童牙病综合治疗的患儿，暂时性治疗其活动性的龋损。ITR 已被美国儿童牙病协会列为一种有效的儿童口腔暂时性治疗技术。

## 非创伤性治疗

非创伤性治疗（atraumatic restorative treatment，ART）是一种以最大程度预防和最小程度侵入来阻止龋病进展的治疗方法，是指用手工器械去除软化的龋损组织，然后使用玻璃离子水门汀等黏性含氟材料对窝洞进行充填并同时封闭患龋高风险的点隙窝沟的龋病治疗方法。图 5-6 为 ART 常用的勺型挖器。非创伤性治疗操作分为 6 个步骤。

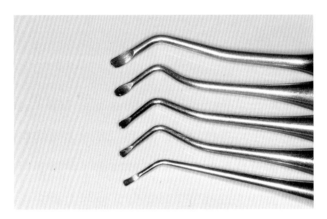

图 5-6　临床常用的勺型挖器

▌术前的器械和材料准备

按照操作顺序放置器材和材料。

▌术区隔湿

良好的隔湿是 ART 充填成功的重要因素。通常采用棉卷辅以吸唾管来进行。棉卷一旦被唾液浸湿应及时更换。建议在关键步骤之间更换，如在洞型预备后或使用处理剂之前。

▌打开洞口，去除软化的牙本质

在龋洞洞口较小时，常常需要使用牙用斧形器打开洞口，在稍加压的情况下前后旋转，使脆弱的脱矿牙釉质碎裂，将洞口扩大；再选用小型勺型挖器去除釉牙本质界的软龋，中型或大型勺型挖器用于去除较大龋洞及洞底的软龋。对深龋要小心，避免意外穿髓。

▌窝洞及邻近沟裂的处理

用小棉球蘸取处理剂涂在窝洞内壁和邻近沟裂处，等待 10 ～ 15 秒，再用棉球蘸取清水清理窝洞，用干棉球擦干。注意不能使用压缩空气吹干，因为这会使牙面过于干燥而降低玻璃离子与牙面的化学黏接。

▌充填窝洞、封闭邻近沟裂

按使用说明调拌好玻璃离子水门汀后立即将调和的材料置于窝洞内，在戴手套的示指上涂上凡士林，将玻璃离子材料压入洞内及沟裂处，先颊舌向，然后近远中向转动手指，保证材料达到𬌗面的所有位置。

▌调𬌗

检查咬𬌗，去除修复体上的高点。最后将修复体上覆盖凡士林或涂一层保护膜，取出棉卷，完成 ART 充填。

在婴幼儿龋病治疗中应尽量少地使用牙科手机等机械手段，减少治疗中因患儿年幼不配合治疗的医疗风险，推荐使用化学机械去腐辅助下的 ART 修复技术，同时采用对隔湿要求相对低的玻璃离子水门汀等释氟材料充填窝洞。

# 乳牙列的龋病管理

乳牙列的患龋存在以下特点。

患龋率高，发病时间早。儿童的乳牙在萌出后不久即可患龋，临床上最早可见 6 个月患龋的儿童，上颌乳中切牙尚未完全萌出，其唇面即可发生龋损。

龋患发展速度快。由于乳牙的釉质和牙本质均较薄，且矿化程度低，髓腔大、髓角高，龋损易波及牙髓，很快发展为牙髓病、根尖周病甚至形成残冠和残根。

自觉症状不明显。因为龋损进展快，自觉症状不明显，常被患儿家长忽视。临床上常见患儿龋病已发展成牙髓病或根尖周病时才来就诊。

龋齿多发，龋损范围广。在同一儿童的口腔内，多数牙可同时患龋，也常在一颗牙的多个牙面同时患龋。

## 乳牙列的易患龋因素

乳牙的解剖形态特点：乳牙牙冠近颈部隆起，牙颈部明显缩窄，相邻牙之间为面接触，易滞留细菌和食物残渣，不易清洁彻底。

乳牙的组织结构特点：乳牙釉质和牙本质均较薄，且矿化程度低，髓腔大、髓角高，龋损易波及牙髓，很快发展为牙髓病、根尖周病甚至形成残冠和残根。

口腔自洁作用差，口腔卫生措施不彻底：儿童口腔健康意识薄弱，刷牙效果相对较差，如果缺少家长的监督和帮助，常常不能很好地维持口腔卫生，易导致乳牙龋病发生。

儿童不良的喂养或饮食习惯：不良的喂养和饮食习惯亦是导致儿童龋病的重要因素，如晚上刷牙后进食、幼儿长期使用奶瓶、含奶瓶睡觉、大量或高频率摄入含糖食物或碳酸饮料等。

## 乳牙列龋的防治

要避免乳牙列时期儿童龋病的发生，定期进行口腔检查及预防性洁治很重要。对于学龄前儿童，建议每3～6个月进行定期的口腔检查，以达到早期发现和及时阻断龋病发展的目的。对于高患龋风险儿童，可缩短定期进行口腔检查的时间。在定期口腔检查过程中，口腔科医师常根据儿童的年龄特点和口腔卫生情况，进行预防性洁治。

预防性洁治是一种有效的预防措施，是指口腔科医师运用专业的口腔器械帮助患儿彻底清除菌斑和维护口腔卫生的过程。由于儿童个人或家庭护理过程清除牙菌斑的能力和效果有限，牙邻面或近龈缘处等部位难以清洁干净，因此，在定期口腔检查中预防性洁治术的实施十分必要。口腔科医师通常使用牙线或特制的牙邻面清洁器清除儿童牙邻面菌斑，使用橡皮杯、抛光杯或小毛刷结合牙膏或抛光膏等，慢速去除各个牙面的菌斑、软垢和色素等。图5-7为儿童口腔临床中常用的橡皮杯清洁乳牙牙面。

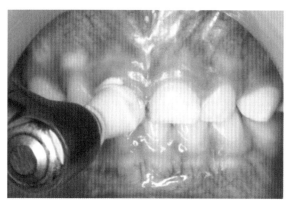

图5-7　橡皮杯对乳牙的预防性洁治，以去除牙面上堆积的菌斑、软垢

## 乳前牙龋充填治疗

充填治疗是指通过机械性或化学性方法去除龋损组织，制备合适的洞型，运用充填材料填补窝洞，以恢复牙的外形和功能，是临床上对因龋病导致牙体缺损的患牙最常规的治疗方法。乳前牙龋损范围较小且在牙色充填材料可以获得良好固位和抗力的情况下，光固化树脂修复治疗可以良好地恢复患牙的外形和功能。

目前临床常用的充填材料有光固化复合树脂和玻璃离子水门汀。光固化复合树脂材料颜色美观，有良好的强度和黏接力，广泛应用于龋病的充填治疗中。为减少树脂微渗漏，制备洞型时应当注意所有线角要圆钝，可适当在洞缘做洞斜面，可增加黏接面积，减少树脂固化收缩造成的微渗漏。复合树脂充填修复的操作过程较为烦琐，对隔湿要求高，唾液、龈沟液等都有可能影响材料的黏接效果，因此在儿童龋病治疗中若无法保证足够隔湿的情况下，可选择更换其他充填材料。

玻璃离子水门汀根据组分差异分为传统型玻璃离子水门汀和树脂增强型玻璃离子水门汀。玻璃离子水门汀是亲水性材料，在粉液混合后2～8分钟凝固。固化初期如吸水，将导致其强度下降、溶解性增大，因此在固化的早期，修复体应避免接触水，通常可将凡士林类的防护漆涂布于玻璃离子修复体表面以隔绝水分。完全固化后的玻璃离子水门汀在口腔环境中仍具有一定的吸水性，一般树脂增强型玻璃离子水门汀的吸水性小于传统型玻璃离子水门汀，玻璃离子水门汀吸水后产生轻微的体积膨胀，可补偿固化时的体积收缩，提高修复体的边缘密闭性。

玻璃离子水门汀还可在口腔环境中释放氟，具有一定的防龋能力。一般的玻璃离子水门汀都具有可再充氟的能力，玻璃离子水门汀的这种再充氟能力，使其具有较持久的防龋性能，这些性能可降低龋易患儿童的患龋风险，使其得以在儿童口腔临床中广泛应用，尤其适用于隔湿条件欠佳的情况（如靠近牙龈的龋损），高患龋风险患儿或无法配合常规复合树脂黏接修复的患儿，以及等待镇静、全身麻醉下牙病综合治疗，患儿的多数牙龋损过渡性修复等情况。图5-8为玻璃离子水门汀暂时性修复低龄儿童乳前牙。

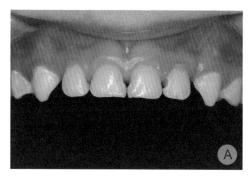
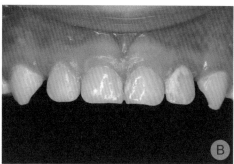

A.修复前；B.修复后。

图5-8 ECC儿童乳前牙的玻璃离子水门汀暂时性修复

## 乳前牙树脂冠套修复治疗

当乳前牙龋损累及多个牙面或乳前牙切缘、切角大面积缺损时，在充填治疗过程中因需要同时处理多个牙面导致操作时间较长，操作难度增加；同时因牙体组织缺损较大，难以精确恢复乳前牙的解剖外形和邻接关系。由于固位较差且充填体边缘较长，易发生充填体脱落和继发龋损。因此，高效和高质量的修复是对大面积龋损的乳前牙治疗方法的基本要求。

树脂透明成形冠套是一种预成的、近似天然乳牙外形的透明树脂套（图 5-9），可与复合树脂材料联合应用辅助修复乳前牙牙体外形修复，是一种快速有效的乳前牙龋损的美容修复方式。选一个与乳前牙解剖外形和大小合适的透明成形冠套，在修剪试戴恰当后，在该冠套的切角或切缘处用探针刺一小孔后备用。按光固化复合树脂的操作要求及顺序进行。在去除龋损组织后，经酸蚀、涂粘接剂后，在牙面上可涂部分复合树脂，在冠套内注入复合树脂后，套在被修复牙的牙冠上。多余的复合树脂和气泡会从前述的小孔和龈端溢出，减少修复体产生气泡状空隙。待复合树脂固化后，可在腭侧轻轻切开冠套的表面，拆除整个冠套。对修复体稍加必要的修整，能达到美观坚固的修复效果（图 5-10 为治疗前后的龋损乳前牙）。在应用光固化复合树脂充填时，应避免刺激牙髓，在髓壁处可用氢氧化钙等材料护髓。

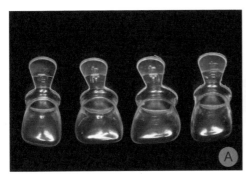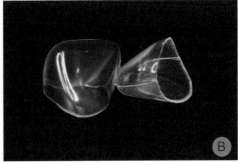

A. 修剪前；B. 修剪后。

图 5-9　树脂透明成形冠套

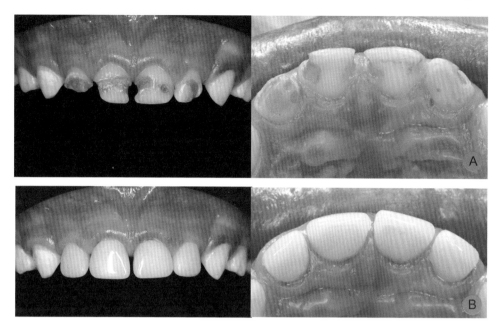

A. 修复前；B. 修复后。

图 5-10　乳前牙透明成形冠套修复治疗

乳前牙树脂透明冠套修复治疗大大缩短了口内操作过程和治疗时间，可较好地恢复乳牙解剖形态及邻接关系，同时增加了修复材料黏接面积，远期治疗效果较好。

## 乳磨牙龋充填治疗

与乳前牙龋病的充填治疗相似，充填治疗亦是乳磨牙龋损最常规的治疗方法。在窝洞具有良好固位形和抗力形的情况下，充填治疗可以良好地恢复乳磨牙的外形和功能。目前临床常用的乳磨牙充填材料有光固化复合树脂和聚合体材料，玻璃离子水门汀可用于婴幼儿龋的 ITR。除了操作过程、隔湿条件及患儿配合程度，充填材料特性对乳磨牙龋病治疗的预后亦有较大影响。

光固化复合树脂和聚合体材料按操作性能可分为流动性和可压实性两类，前者流动性较大，可进入较小的窝洞内，光固化后柔韧性较好，聚合收缩较小；后者呈膏体状，可塑性强，光固化后抗压性能较好，适宜承担后牙较大的咬𬌗力。与光固化复合树脂与聚合体材料相比，玻璃离子水门汀在操作过程中虽有较好的适用性，但其耐磨性和抗压性能较差，作为后牙较大缺损的充填材料时易折断或磨损，并且该材料抛光性能欠佳，易滞留菌斑导致继发龋损，多数情况被认为是一种暂时性乳磨牙充填材料，临床上根据患牙情况选择合适的充填材料是乳磨牙龋病成功治疗的关键。

## 金属预成冠修复治疗

当乳磨牙龋损累及多个牙面或牙尖、边缘嵴大面积缺损时，充填治疗难以精确恢复乳磨牙的解剖外形、咬𬌗和邻接关系，窝洞的不良固位形和较长的边缘线可导致充填体松动脱落和继发龋发生。金属预成冠（stainless steel crown，SSC）是一个预先成形的、与牙外形相似的不锈钢金属牙冠，可较好地恢复患牙的外形和功能。当乳磨牙龋损面积较大时，单纯的充填修复无法获得足够的固位力，充填材料和剩余牙体组织的抗力亦较差，在受到较大咬𬌗力时容易发生充填材料或牙体组织折裂，亦容易出现充填材料的松动脱落。此外，当乳磨牙牙尖等结构缺损时，单纯的充填修复难以较好地恢复牙尖等牙体结构形态，对咬𬌗关系和咀嚼效能造成不利影响。SSC 可充分包绕牙冠，不仅能防止充填体脱落和剩余牙体组织折裂，又能预防牙继发龋损，良好地恢复牙的形态，增强咀嚼功能。同时也是乳磨牙牙髓治疗后的常规修复方式。图 5-11 为双侧下颌第一乳磨牙深龋护髓充填后行 SSC 修复前后对比。

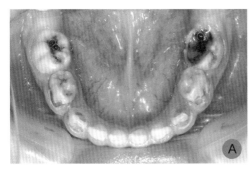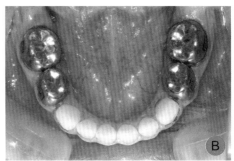

A. 修复前；B. 修复后

图 5-11　双侧下颌第一乳磨牙深龋护髓充填后行 SSC 修复前后

SSC 操作步骤分为如下 6 步。

（1）选择形态和大小合适的预成冠。

（2）牙体预备。通过高速涡轮机手机采用锥形或纺锤形金刚砂车针调磨咬殆面，保留原来的生理外形，首先殆面预备 1 mm 指示沟，之后向整个咬殆面延伸，保持牙尖生理斜度；采用锥形金刚砂车针进行牙邻面切削，使牙的邻面接触在殆龈向和颊舌向均打开，并保留 1 mm 间隙，注意邻面不能形成台阶，应为羽状边缘，不要破坏邻牙；一般情况下颊舌面不需要过多预备，如果颊舌面近颈部 1/3 处存在突出的发育隆起或牙尖，或患牙牙体形态异常时可根据需要进行颊舌面修整；金刚砂车针修整线角为圆钝状。图 5-12 为修整钳修整预成冠边缘。

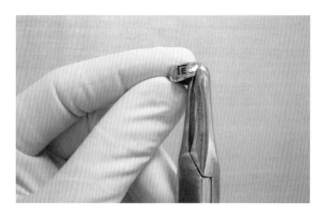

图 5-12　修整钳修整金属预成冠边缘，使之与预备过的牙体组织贴合

（3）试戴。试戴时上颌牙冠从颊侧向舌侧施加压力，下颌牙冠从舌侧向颊侧施加压力，使牙冠就位，对比邻牙边缘嵴高度初步确定咬𬌗关系，若牙冠过高，可能存在咬𬌗面预备不充分，牙龈大面积发白提示牙冠过长，预成冠应延伸入龈沟内大约 1 mm。

（4）牙冠黏接。将预成冠内外冲洗干净，用酒精棉球进行冠的消毒，吹干，调拌玻璃离子水门汀后置于冠内，充满牙冠 2/3，按试戴时的方向戴入预成冠，待黏接使用的玻璃离子材料呈半干状态时去除多余的黏接材料。

（5）咬𬌗检查。使患儿保持正中咬𬌗，检查有无高点。

（6）定期复查。根据患儿的患龋风险，每 3 ～ 6 个月进行定期检查。

以上是传统的 SSC 修复过程。近年来，金属预成冠修复 Hall 技术逐渐应用于临床。金属预成冠修复 Hall 技术是指不进行局部麻醉、龋损磨除和牙体预备，利用牙列的天然牙间隙，直接将适宜尺寸的金属预成冠黏接至龋损的牙。Hall 技术主要是通过金属预成冠良好的密封效果切断致龋细菌的营养供给，改变牙的致龋环境，进而终止儿童龋病的进展。与传统的金属预成冠修复技术相比，Hall 技术避免了局部麻醉和钻牙可能给患儿带来的牙科恐惧，治疗过程更为简单、快捷，更易被患儿和家长接受。

Hall 技术的适应证包括乳磨牙窝沟龋、邻面龋、牙颈部龋、多个牙面龋损、牙釉质发育不全等，X 线片显示龋损未超过牙本质中层。其操作步骤如下：首先根据牙的大小选择合适的预成冠，若邻间隙较小，可使用分牙圈分离牙间隙。牙冠黏接前使用棉卷隔湿并吹干牙面，调拌玻璃离子水门汀予以黏接，就位后及时去除牙冠多余的粘接剂。

## 重症低龄儿童龋的全身麻醉下牙病综合治疗

低龄儿童龋是指发生于年龄小于 6 岁的儿童且龋失补牙面数（decay missing filling surface，DMFS）≥ 1 的龋病。其中满足以下条件的低龄儿童龋为重症低龄儿童龋（severe early childhood caries，S-ECC）：≤ 3 岁的患儿出现光滑面乳牙龋，或 3 ～ 5 岁的儿童发生 1 个以上的上颌乳前牙的光滑面龋损，或患儿口内 DMFS ≥ 4（3 岁）、DMFS ≥ 5（4 岁）、DMFS ≥ 6（5 岁）。龋失补牙面数是指口腔中正在发生龋病的、因龋病而失去的以及因龋病而做过充填治疗的牙面总数。罹患低龄儿童龋的患儿在 2 岁、3 岁或 4 岁时具有典型的临床特征，可早期累及上颌乳前牙，也可累及上下颌第一乳磨牙，上颌乳前牙光滑面患龋是其主要特征，且病损牙位呈明显的对称性。

S-ECC 患儿常有多数牙需要治疗并且治疗计划复杂，在常规临床治疗中需要多次就诊。如果患儿对口腔治疗过程有恐惧、焦虑、抵抗等情绪，或不能进行正常交流及有特殊健康需求，无法在清醒状态下配合常规临床治疗过程。因此，为了满足上述情况的 S-ECC 患儿口腔治疗需求，全身麻醉下儿童牙病综合治疗为适宜的治疗方式。

全身麻醉下儿童牙病综合治疗是指在全身麻醉状态下，一次性完成患儿的全部牙科治疗需求的治疗方法，包括牙体修复治疗、牙髓治疗、预成冠修复、牙拔除术等。口腔科全身麻醉（dental general anesthesia，DGA）技术是利用麻醉药物诱导患儿意识丧失，语言和疼痛刺激无法使患儿清醒，患儿自主通气功能受到抑制，保护性反射部分或全部丧失，因此在 DGA 过程中需要通过气道管理保证患儿安全。

全身麻醉下儿童牙病综合治疗的适应证如下：①患儿有精神、智力或全身疾病等方面的问题，无法配合常规门诊治疗。②需要立即治疗的 5 岁以下低龄患儿，且治疗需求较多。③非常恐惧、焦虑、抵抗性强或不能交流的儿童或青少年，牙病治疗方案复杂，并且在短期内其行为不能改善者。④需要尽早拔除的埋伏多生牙，因年幼无法配合常规门诊治疗的患儿。

全身麻醉下牙病综合治疗的患儿全身情况需达到以下条件：ASA 分级 Ⅱ 级以内（ASA 分级 Ⅲ 级以上建议住院治疗，不适宜门诊日间手术）。合并有心脏病、血液病、肾病等全身疾病的患儿，须完善相关专科检查，且经专科医师和麻醉医师评估可耐受全身麻醉者。合并有呼吸系统疾病患儿：①上呼吸道感染症状消失至少 2 周，且肺部听诊正常；②支气管炎症状消失至少 1 个月，且肺部听诊正常；③哮喘情况稳定，半年内无发作。

如果患儿全身状态不适宜进行全身麻醉，或者患儿仅个别牙需要治疗且通过非药物性行为管理可配合完成常规治疗，则不属于全身麻醉下儿童牙病综合治疗的范畴。在全身麻醉前，麻醉医师将会对患儿进行完善的全身状况和呼吸道状况评估，预测潜在的困难气道风险，口腔科医师将会制订系统的口腔治疗和定期复查方案，严格选择适应证并排除禁忌证；在手术过程中及术后麻醉复苏过程中，麻醉医师将全程对患儿进行严密的生命体征监测，以保证患儿的生命安全。

# 混合牙列的龋病管理

对混合牙列进行有效的龋病管理、咬𬌗发育管理是保护与及时治疗年轻恒牙、形成健康恒牙列的主要任务。年轻恒牙龋病具有以下特点。

（1）第一恒磨牙发病早，龋患率高：第一恒磨牙于儿童6岁左右即萌出，因萌出时间早又处于口腔的后位，龋患率最高（约占年轻恒牙患龋率的90%），且常被家长误认为乳牙，不予重视，从而耽误其早期发现、早期治疗的时机。第一恒磨牙的龋损可影响到整个混合牙列和恒牙列的功能，影响到颌骨的发育及面颌的形态。值得注意的是，儿童的第一恒磨牙患龋常常呈左右对称，40%以上的第一恒磨牙龋累及2个以上的牙面。

（2）耐酸性差，龋损进展快：因年轻恒牙萌出后2年左右才能进一步矿化完全，存在萌出后的再矿化现象，因此刚萌出的年轻恒牙表面釉质不成熟，硬度较差，渗透性较大，耐酸性差而易患龋，且进展较快。不仅如此，年轻恒牙的髓腔大、髓角尖高，牙本质小管粗大，病变快，容易引起牙髓感染和根尖周组织的炎症。

（3）受乳牙患龋状态的影响：有研究证实乳牙患龋可增加年轻恒牙患龋的概率，相邻乳牙的龋损可能波及相邻年轻恒牙的邻面。

## 年轻恒牙龋病的治疗原则及方法

年轻恒牙龋的治疗原则主要为保护牙髓，促进牙根发育。年轻恒牙龋病的治疗具有以下特点：①年轻恒牙牙体硬组织硬度较差、弹性和抗压力低，去腐备洞时应注意轻力减速，尽量减少和避免牙釉质裂纹。②年轻恒牙髓腔大且髓角高，应熟悉其解剖结构，去腐备洞时采用慢速球钻或挖匙，避免意外穿髓。③年轻恒牙牙本质小管粗大，髓腔离牙表面近，外源性刺激易传导刺激牙髓，去腐备洞时应注意无痛操作。深龋时应选择合适的护髓垫底材料。

## 渗透修复治疗

渗透修复治疗是利用虹吸作用使高流动性的树脂材料进入釉柱间隙并将其封闭。渗透树脂对乳牙和恒牙都适用，不仅恢复了患牙的美观，也阻止了龋损的进展，是目前早期龋微创治疗的新技术。树脂渗透修复治疗适用于尚未形成龋洞的、病损范围局限于釉质表层至牙本质浅层1/3的邻面及光滑面早期龋，如正畸固定矫治器去除后形成的托槽周围釉质表面白垩斑。

渗透修复治疗的操作步骤分为酸蚀、干燥、渗透、固化4步。全部治疗须在严格隔湿的条件下完成，建议使用橡皮障隔离术。操作无须麻醉及机械磨除，但操作隔湿要求较高、时间较长，年幼患儿的临床耐受度欠佳，故该项技术多用于年轻恒牙和成熟恒牙。

## 预防性树脂充填治疗

　　预防性树脂充填治疗常应用于年轻恒牙，是一种治疗与预防相结合的措施。当年轻恒牙牙面窝沟有可疑龋或小范围龋损并且剩余窝沟点隙较深时，预防性树脂充填治疗可去除窝沟处病变的牙体组织，采用复合树脂材料充填窝洞，并在此基础上对剩余的深窝沟点隙施行窝沟封闭术。预防性树脂充填治疗符合目前提倡的微创牙科的观点，其优点是充填洞型不要求预防性扩展，保留了更多的健康牙体组织，同时也达到了预防窝沟龋再次发生的目的。

## 过渡性充填治疗

　　年轻恒磨牙的萌出时间较长，其咬𬌗面在较长时间内低于咬𬌗平面，由于龈瓣覆盖的咬𬌗面远中部分长期处于不洁状态，容易在萌出期间发生龋损。正在萌出的年轻恒磨牙无法为龋病治疗提供最佳的隔湿条件，龈瓣覆盖和龈沟液可导致复合树脂的黏接效果较差，因此可使用玻璃离子等对隔湿要求较低的黏接材料进行暂时的过渡性充填修复，待患牙完全萌出且口内隔湿条件明显改善后，可对患牙进行后续治疗。

年轻恒磨牙在萌出的 2 年内尚未完全成熟，若发生龋病，龋损进展较快，常在患儿就诊时已是近髓深龋。如一次性将龋损去净，可能发生年轻恒磨牙的牙髓暴露。过渡性充填治疗可通过手用或机用器械最大程度地去除窝洞边缘龋损组织以减少充填材料微渗漏，并适当保留近髓的软化牙本质，使用氢氧化钙制剂垫底和玻璃离子水门汀等黏接材料进行暂时性充填修复，在患牙牙髓状态确定后对患牙行进一步治疗。该治疗可在避免年轻恒磨牙牙髓暴露的前提下阻止龋病进展，辅助准确地评估牙髓状态，有利于年轻恒磨牙的牙根发育和龋病治疗的远期预后。

## 年轻恒磨牙大面积缺损的预成冠修复治疗

当年轻恒磨牙因龋导致大面积缺损时，常规的充填治疗因无法获得良好的固位形和抗力形，易导致充填体脱落损坏或牙体硬组织折裂。此外，当年轻恒磨牙牙尖、邻接面、边缘嵴等结构大面积缺损时，常规的充填治疗难以恢复年轻恒磨牙的解剖外形、咬𬌗关系和邻接关系，可造成邻牙移位、对颌牙伸长等并发症，甚至对患儿咀嚼功能、颌骨发育和营养吸收造成不利影响。

金属预成冠可弥补年轻恒磨牙大面积缺损时常规充填治疗的不足，良好地恢复年轻恒磨牙解剖形态，抗压性能强，保持患儿正常的咀嚼功能，维持颌骨正常的生长发育；封闭患牙，防止继发龋发生和充填体脱落。此外，在金属预成冠修复过程中，对年轻恒磨牙的牙体预备量较少，尽量保存了其健康的牙体组织，符合微创牙科的先进理念。金属预成冠可保护年轻恒磨牙直到其发育成熟。因此，对于大面积龋损的年轻恒磨牙，金属预成冠修复是合适的治疗方法。图 5-13 为因龋蚀大面积缺损的第一恒磨牙进行充填治疗和金属预成冠修复前后的临床图片。

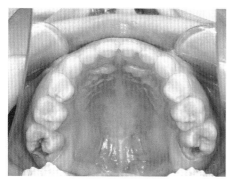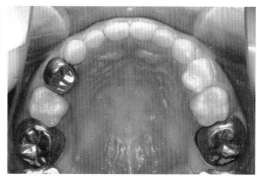

图 5-13　双侧第一恒磨牙深龋护髓充填的金属预成冠修复前后

# 根面龋管理

根面龋是中老年人高发的龋病类型，主要发生在牙根面或釉牙骨质界处，一般先发生于牙骨质，继续发展可累及牙本质甚至牙髓。根据第四次全国口腔健康流行病学调查报告，2005—2015 年的 10 年间，根面龋的患病率随着年龄的增加而升高，在 55 ～ 64 岁年龄组中，根面龋患病率为 51%；65 ～ 74 岁年龄组中，根面龋的患病率高达 61.9%。

牙根面的牙骨质被覆于牙根表面，被牙周组织覆盖，厚度较薄，所含有机物比例较高。由于牙龈退缩导致根面暴露，牙骨质极易被口腔中的菌斑所产的酸腐蚀脱矿，进而发生组织崩解，形成龋损。根面龋的进展速度较冠部龋更快，可迅速到达牙本质，累及牙髓。龋损常常沿着牙颈部水平向发展，成浅碟形。根面龋多继发于食物嵌塞，好发于牙根的邻面，发病较为隐匿，患者往往不能及时发现。如果根面龋未及时得到治疗，可引起口腔异味、牙痛，甚至牙折等问题，大大降低了老年人的生存质量。

根面龋管理按照"早发现，早治疗，长期管理"的基本原则，做到"尽早发现，及时止损"。有效管理根面龋可提升老年人功能牙的数量，恢复老年人咀嚼功能，是切实维护老年人口腔健康的重要举措。

## 老年人为什么易患根面龋?

根面龋在老年人群中最为好发，其原因包括以下几点。

### 解剖学因素

牙骨质矿化程度低，有机物含量高，约占50%，厚度仅20～50 μm。通常情况下牙骨质被牙龈覆盖，一旦因牙龈退缩而发生暴露，就给根面龋的罹患带来了可乘之机。牙骨质易因刷牙等机械刺激而磨损，相较于釉质，牙骨质有机物含量更高。由于牙骨质所含的羟磷灰石晶体较小，孔隙度较高，碳酸盐及镁含量较高，导致在酸性条件下，牙根面比牙冠部釉质更不稳定，更容易被酸腐蚀，牙釉质溶解的临界pH在5.4左右，而牙骨质溶解的临界pH在6.0～6.8。

### 根面微生态环境

正常情况下，微生物、环境与宿主之间均处于动态性生理平衡状态。由于老年人口腔环境的变化，导致牙菌斑生物膜微环境动态平衡发生改变，生物膜酸化及酸性细菌选择性增加，进一步导致牙根面脱矿，胶原蛋白溶解，根面龋形成。由于牙根面生物膜的形成受唾液与龈沟液两者共同影响，根面龋损部位菌斑微生态系更为复杂，含有更多革兰阴性菌、厌氧菌及真菌的定植，细菌之间的相互作用对根面龋的进展也具有一定的促进作用。

### 增龄性变化

增龄性变化多为牙龈退缩和唾液腺增龄性变化。

并非所有老年人的牙龈都会随着年龄增长而发生退缩，健康的牙龈即使到了老年也不会发生退缩。但牙龈较薄、根面凸度大、唇颊系带距牙龈较近者，其牙龈容易随年龄的增长而发生退缩。长期的口腔不良习惯，如不正确地使用牙签、牙刷，也会损伤牙龈，导致牙龈退缩。

随年龄增长，唾液腺实质细胞、腺泡细胞数目减少，脂肪及纤维组织含量增加，唾液的量及流速将随年龄增长显著降低。唾液中含有缓冲系统，可以中和菌斑致龋菌产生的酸，减少牙体组织脱矿，且唾液的冲刷对牙具有清洁作用。足够的唾液流量是口腔健康得以维持的重要因素，唾液的减少会影响口腔的自洁功能，同样也会提高根面龋发生的概率。

### 牙周病

牙周病在老年人群中患病率较高，流行病学调查显示，全国65～74岁年龄组牙周健康率仅为9.3%，这与早期对牙周健康的忽视有关。牙周病是累及牙周组织的疾病，包括牙龈及其下方的牙槽骨，早期仅表现为刷牙出血、口臭等症状，易被忽视。牙周炎发展至中晚期时，牙周袋的形成使牙龈与牙面分离，促使牙菌斑附着增加，菌斑微生物产酸，加之牙根部矿物质含量低，导致牙骨质脱矿，更易导致根面龋的发生。因此，牙周病的预防和干预是防治根面龋的前提，预防根面龋需综合考虑龋病和牙周病患病风险。

▌用药史

一些常见药物，如降压药物、降低胆固醇药物、止痛药、肌肉松弛剂、过敏和哮喘病药物的使用，均可能导致老年人唾液流量减少，增加根面龋的患病风险。

▌活动义齿的佩戴

活动义齿依靠基托及卡环进行固位，这些部位与口腔软硬组织有紧密的接触，易堆积食物残渣及菌斑，往往成为口腔卫生"死角"。如果不能做到饭后及时清洁义齿及基牙，局部堆积的菌斑及食物残渣，将加速根面龋的发生、发展。

## 导致根面龋的危险因素有哪些?

▌饮食因素

含糖饮食的摄入是显著影响根面龋的因素，尤其是频繁摄入糖类食物，或在两餐之间摄入含糖食物。因糖类会在口腔中发酵产酸，使牙根面脱矿，并同时为致龋微生物提供养料，如果频繁且在两餐之间摄入含糖食物，会使产酸过程延长，进而促进根面龋的发生。

▌口腔卫生习惯

口腔卫生习惯与根面龋的发生直接相关，养成良好的口腔卫生习惯可预防根面龋的发生，阻止根面龋的发展。良好的口腔卫生习惯包括有效、正确的刷牙和牙邻面的清洁，其中牙邻面的清洁往往会被老年人忽略。当牙根面发生暴露时，两牙之间的间隙也会随之变大，食物容易嵌塞于其中，如果长期不能及时清洁，将导致根面龋的发生。因此，老年人应该更加注意牙邻面的清洁。

■ 抗龋制剂的应用

抗龋制剂包括含氟制剂，如含氟牙膏、含氟漱口水等，日常使用抗龋制剂的频率和次数会显著影响根面龋的发生率。

■ 生物学因素

根面龋是多种致龋菌共同作用造成的结果，致龋菌通过代谢糖类产酸，降解有机物及无机物，形成龋损。根面龋形成的环境是酸性环境，因此耐酸的菌群是根面龋的优势菌群，如变异链球菌、乳酸杆菌等。随着龋损的进展，菌群的多样性也会随之变化，同时具有糖酵解和蛋白水解的活性，共同作用导致牙组织的无机成分和有机成分被降解。

口腔微生物组成也会随着年龄的增长而变化，这可能是免疫功能变化、受损及非口腔细菌（如葡萄球菌和肠杆菌）定植造成的。老年人由于全身基础疾病或老化，伴随着长期服用药物、唾液流速降低和义齿佩戴等，也会造成真菌的定植增加。蛋白及糖蛋白也是细菌生长的底物。龈沟液的成分更接近于血清，蛋白浓度比唾液高 30 倍，pH 稍高于唾液，导致与根面龋发生、发展相关的微生物具有更高的菌群多样性。

■ 经济社会性因素

经济因素、受教育程度、社交程度等经济社会性因素与根面龋的罹患具有一定相关性。总体来说，来自社会经济水平低的地区、受教育程度低、社交活动少的老年人罹患根面龋的可能性更高。这可能与保健意识、所能获得的医疗资源、对口腔疾病相关知识的了解程度有关。

**▌行动能力**

行动能力也是制约根面龋防治的因素。口腔治疗具有特殊性，大部分检查及治疗必须由医师完成，如果老年人行动不便，无法自行或无法在看护者的协助下就诊，则会极大地影响失能老年人的根面龋管理。

## 如何预防根面龋？

**▌自我口腔保健**

进食后，口内会堆积大量的食物残渣和菌斑。因此，正确地进行日常口腔保健，及时消除导致根面龋的危险因素对维护老年人的口腔健康有重要的意义。餐后及时漱口，进食后半小时刷牙，每天至少早晚各刷一次牙，每次刷牙时间不低于3分钟，并配合牙线或牙间隙刷等工具清洁牙邻面。在日常清洁工作中还可使用含氟制剂，如含氟牙膏、含氟漱口水，可有效预防根面龋。

**▌定期进行口腔检查**

"小洞不补，大洞吃苦"，定期进行口腔检查是维护口腔健康的关键。根面龋属于慢性疾病，早期症状并不明显，而一旦出现明显的临床症状，疾病往往已发展至中晚期。每半年至1年进行一次口腔检查，可将一些早期出现的根面龋遏制在初期，做到"早发现，早诊断，早治疗"，以防根面龋造成更大的损害。

# 根面龋的诊断与分级

根面龋早期症状不明显，且易发生于牙邻面，不易被发现。当患者发现自己有根面龋时，龋损往往已经造成了较大的破坏，甚至有些患者来就诊时就已经发展为牙髓炎、根尖周炎，错过了治疗的最佳时机，故其早期诊断至关重要。根面龋的发现主要依赖口腔科医师，大多数患者的根面龋都是口腔科医师在临床检查时发现的。口腔科医师对根面龋的诊断标准为：牙根面暴露部分有明显龋洞或破坏，可明确探及软化洞底或洞壁，包括戴有充填物的同时有患龋情况。临床上根面龋的诊断主要依据以下诊断方式。

▌视诊

用视觉了解病变部位的颜色、形状、质地，即观察暴露的牙根部有没有浅棕色、黑色改变，有没有龋洞形成。

▌探诊

用探针探查根面有没有粗糙、钩挂或进入的感觉，被探面有没有质地变软，探查时患者会不会感到酸痛或敏感，同时可以探查龋坏范围、深度、有没有穿髓孔等。

▌温度刺激试验

当龋洞比较深时，患者可能感觉患牙对冷、热、甜、酸刺激发生敏感甚至酸痛感。医师可用冷、热等刺激进行检查，以确定患牙所在。如果用其他检查方法已确定患牙的位置，则不必再用温度刺激试验，以免增加患者的痛苦。对可疑根面龋，尤其是在隐蔽不易探查到的部位，可采用冷、热水刺激试验进行检查。老年患者根面牙本质浅龋呈浅碟状，且患者常缺乏主观感觉，故易漏诊。

▌ 辅助检查

龋损在 X 线片上显示透射影像，可通过该方法检查视诊和探诊均不易发现的部位。

根面龋的临床分为 5 级。

▌ 0 级，无牙根面龋

牙根表面具有自然的解剖轮廓，或可能表现出表面连续性的明确丧失或与龋齿过程不一致的解剖轮廓，这种表面完整性的丧失通常与饮食影响或非龋性损伤，如磨损或侵蚀有关，且通常发生在颊（唇）面。这些区域通常是光滑、有光泽和坚硬的。磨损的特点是轮廓清晰、边缘锋利，而侵蚀的边缘更加弥散。两种情况都没有显示变色，见图 5-14 所示。

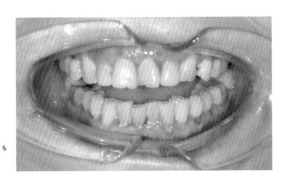

图 5-14　0 级，无牙根面龋

▌ 1 级，牙根面浅龋

牙根表面或釉牙骨质界有一个界限清楚的区域变色（浅棕色、深棕色、黑色），但没有形成龋洞（解剖轮廓损失 < 0.5 mm），见图 5-15 所示。

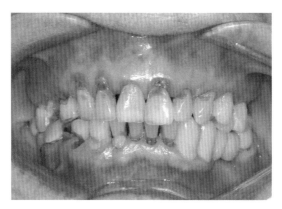

图 5-15 1 级，牙根面浅龋

▌ 2 级，牙根面中龋

牙根表面或釉牙骨质界处有一个界限清楚的区域变色（浅棕色、深棕色、黑色），并有龋洞形成（解剖轮廓损失：中度，≥ 0.5 mm，≤ 2 mm；广泛，> 2 mm），见图 5-16 所示。

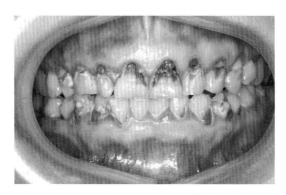

图 5-16 2 级，牙根面中龋

▌ 3 级，牙根面深龋

深龋，或由于任何原因，牙根表面不能直接显示，如牙石过多、不良修复体阻挡等，见图 5-17 所示。

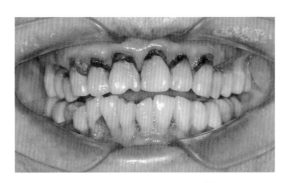

图 5-17　3 级，牙根面深龋

■ 4 级，根面龋波及牙髓导致牙髓根尖周病、残冠、残根

如果根面龋未得到有效控制，继续发展，则将波及牙髓引发牙髓炎，甚至根尖周炎，最后进展至残冠、残根（图 5-18）。

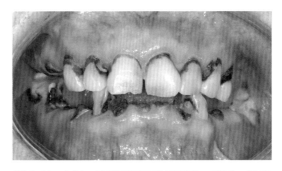

图 5-18　4 级，牙根面龋导致牙髓炎、残冠、残根

慢性牙髓炎：若病损继续进展，蔓延至牙髓发展为慢性牙髓炎，患者多无明显自觉症状，若急性发作可能会有自发痛、夜间痛。临床检查可见龋损较大，可探及穿髓孔。X 线片可见龋损已波及髓腔，牙周膜间隙增宽。

根尖周炎：病情继续进展，牙髓炎症蔓延至根尖发展为根尖周炎，患者可能会有咬𬌗不适。临床检查可见较大范围的龋损，X 线片可见牙根尖周围有明显炎症出现。

残冠、残根：由于发生位置的特殊性，根面龋严重的患牙有时会在咀嚼过程中被"咬断"。临床检查时可见牙冠几近消失，牙根尖周围存在大面积的炎症，见图5-18所示。

根面龋的管理包括控制风险因素和根面龋治疗两个方面，根据评估老年人患根面龋的风险因素，结合临床检查，可进行根面龋风险分级（表5-6），作为制订根面龋分级管理方案的依据。

表5-6 根面龋风险分级

| 相关因素 | 风险分级（难度分级） | | |
| --- | --- | --- | --- |
| | 低风险（Ⅰ级） | 中风险（Ⅱ级） | 高风险（Ⅲ级） |
| 系统性疾病 | 无 | 有，小于两种 | 有，合并两种以上 |
| 传染性疾病 | 无 | 有 | 有 |
| 过敏史 | 无 | 有 | 有 |
| 用药史 | 无 | 有，小于两种 | 有，同时用两种药以上 |
| 累及范围 | 累及一个面 | 累及两个面 | 累及两个面以上 |
| 累及部位 | 龈上 | 龈下较浅部位 | 龈下较深部位 |
| 龋损深度 | 浅龋 | 中龋 | 深龋 |
| 技术因素 | ART修复、预防性充填、再矿化治疗 | 玻璃离子、树脂充填修复 | 前牙美容修复 |
| 充填修复史 | 有充填修复史，龋坏未累计旧修复体 | 龋坏累及旧修复体或旧修复体首次折列脱落 | 旧修复体脱落2次或2次以上 |
| 张口度 | 3指宽 | 2指宽 | 2指宽以下 |
| 咽反射 | 无 | 有 | 强烈 |
| 唾液分泌 | 正常 | 较多 | 非常多 |

# 根面龋治疗

　　根面龋从最初的无症状发展至有牙体硬组织缺损，在疾病发展的不同阶段有不同的治疗措施。若未能对根面龋进行早期治疗，其可发展至牙髓、根尖周疾病，带来剧烈疼痛，最终甚至面临拔除患牙的结局。因此，当发现自己有龋病的时候，早期诊断与治疗极为重要，应及时进行治疗。龋病的治疗目的是终止疾病的发展进程、保护牙髓、恢复牙体形态及功能、维持与周围软硬组织的生理解剖关系。针对不同的根面龋龋损程度，有不同的治疗方式与其相适应。大致可分为非创伤性治疗和修复性治疗两类。

## 非创伤性治疗

　　非创伤性治疗即通过药物、再矿化技术及 ART 等抑制龋坏向更深层的牙体组织进展，达到终止或消除龋病的目的。该治疗过程不需要"磨"牙，无痛且快捷。适用于：①早期的根面龋或难以配合常规口腔科治疗的老年人。②龋损仅局限于牙釉质，在牙体上观察不到明显缺损者。③牙釉质早期龋，形成较浅缺损，但缺损部位不承担咬𬌗力，同时不处于两牙相邻接处，日常清洁较便利者。④行动受限、认知障碍、牙科恐惧症的老年患者或所处地区医疗卫生条件较差，无法进行修复治疗的情况。

## 药物治疗

通过药物的局部使用，抑制龋病的发生、发展，达到对龋病的防治，常用的药物如下。

**氟保护漆**

氟保护漆是一种临床工作中经常使用的氟化物，不同于含氟牙膏或含氟漱口水等物质只能短暂在口腔内停留，因其组成材料的特殊性，氟保护漆能与牙面在有唾液存在的情况下长时间接触、黏附，这一性能极大地提高了牙表面的氟浓度，延长了氟离子与牙面的作用时间，能最大程度发挥氟离子的促矿化作用。无论是在乳牙列还是恒牙列中，1 年使用 2 ～ 4 次氟保护漆能显著地降低龋病发病率。目前使用较多的氟化物清漆为 Duraphat（5%NaF），由专业口腔科医师使用小毛刷涂抹于已处理的牙体表面，每年定期涂布，能达到减少龋病发生、发展的目的。且因诊疗时间较短、就诊次数较少，技术敏感性相对较低，极大地方便了各类就诊受限患者的治疗需求。

**氟化氨银**

SDF 是一种含有氟和银离子的碱性溶液，具有促进再矿化和抗感染的功效。SDF 是非创伤性龋病治疗的一种常用药，其使用方法为局部涂抹，常被用于龋病的预防和治疗中。局部使用 SDF 后，氟离子可进入釉质，与釉质内的无机物（羟基磷灰石）作用，形成更难溶的物质，增强牙的抗酸性。当牙表面发生龋坏处于脱矿状态时，表面局部呈疏松多孔状，SDF

增加氟的摄入量，促进了再矿化。同时银离子可进入牙本质内，与组织中的有机物结合形成蛋白质沉淀，封闭牙本质小管；因含有银离子，SDF的使用可能会造成牙体的变色，适用于对牙体美观要求不高的患者，或可用于后牙等不影响美观的牙。SDF的使用方法简单，治疗费用相对较低，且治疗过程无痛、无创，不会增加老年患者就诊时的心理恐惧，可应用于老年根面龋的预防和治疗中，为行动受限的老年患者、医疗卫生条件有限地区的居民提供一种方便、有效的龋病治疗方法。

### 洗必泰

洗必泰（氯己定）是一种具有广谱抗菌活性的阳离子双胍，对致龋菌尤其是变形链球菌的抑制和杀灭作用已得到充分认可，其在低浓度时影响细菌代谢，高浓度时引起胞内物质不可逆性沉积，以此导致细胞膜破裂，达到抗感染目的。洗必泰可用于患龋高风险人群的龋病预防，但因口腔内致龋因素复杂，且每种洗必泰产品的配方、含量均有所差别，故洗必泰的使用需遵循医嘱。

药物的局部使用方法：①磨除龋损部位的薄弱组织，使龋损部位处于自洁区。②去除牙体表面的菌斑、牙石，清洁牙面。③口内做好隔湿，避免唾液再次污染牙面，影响药物涂布，稀释药物浓度，降低药物疗效。④涂布药物于清洁牙面。

## 再矿化治疗

采用人工方法使脱矿组织再恢复硬度，终止或消除早期龋坏，多使用矿化液来进行治疗，矿化液为包含钙、磷和氟离子，pH 偏碱性的缓冲液。

龋病的发展是脱矿与再矿化相互交替的动态过程，唾液或缓冲液中的离子浓度影响菌斑中的矿物质含量，影响矿化。牙体表面出现白垩色斑块，仅通过再矿化是可以消失的，证明了再矿化治疗对牙釉质早期龋有积极作用，适用于早期龋，或作为预防手段应用到易患龋的人群中。

在选择矿化液时，应重点关注其所包含的离子种类和各类离子的配比。当再矿化液中钙、磷比为 1.63 时，再矿化效果较好。同时为了满足钙离子既向深部渗透，又能快速沉积的要求，钙离子浓度不易过高，也不能低于 1 mmol/L。含氟的矿化液，矿化效果更佳，不仅能促进钙、磷沉积，同时可以抑制其溶解。选择适合的矿化液，将其按说明以一定比例配制成为漱口液，每日含漱；或清洁牙面后局部涂抹、湿敷，每次几分钟，反复 3 ～ 4 次即可，都可达到促进脱矿牙体组织再矿化的目的。

## 非创伤性修复治疗

ART 通过手用器械清除软化、完全脱矿的龋损牙体组织，随后用有黏接、耐压和耐磨性的修复材料充填龋洞，同时封闭不易清洁、易患龋的窝沟点隙。当龋损进展至有明显牙体缺损，单凭药物或再矿化治疗已无法恢复其正常形态时，可以采用 ART，这是一种阻止龋病进展、恢复牙体形态功能，同时又创伤最小的修复方式。适用于出现小龋洞、无牙髓症状的龋齿。

治疗操作过程中仅使用挖匙、锄形器等手用器械，去除龋坏组织、清洁窝洞，不使用高速涡轮手机，减轻了患者就诊过程中的不适、减缓了患者的就诊恐惧、提高了患者的就医积极性和诊疗配合度；对操作器械的低要求也提高了为行动不便的老年患者提供上门诊疗的可能性。同时使用的充填材料多为玻璃离子，其自身具有释放氟离子的功效，能在阻止龋病进展的同时兼顾预防龋病再发生的效果。

ART 适用于早期龋，有着无痛、快捷等优点，但同时存在局限性。当根面龋从早期进展至中、晚期时，牙体硬组织的结构、形态、功能等都受到极大的破坏，药物和再矿化技术仅能通过促进组织再矿化、抑制细菌生长来阻止龋病进展，却不能恢复组织结构、功能；同样，ART 中也存在龋损难以去尽的不足，创伤性治疗应运而生，适用于龋损程度较重、需恢复功能形态的患牙，同时可与 ART 相结合发挥最大功效。

## 激光治疗

激光治疗是一种微创治疗方式，如今在龋病治疗方面的使用逐渐增多，但是由于设备昂贵，所以应用并不广泛。目前，应用于口腔的激光主要有二氧化碳（$CO_2$）激光、自由电子激光、Er：YAG 等。在龋病早期阶段，龋损尚未形成时可以使用激光治疗。例如：中红外自由电子激光对根部牙本质进行表面改性是预防根面龋的一种新型非侵入性的治疗方法，可以使根部牙本质表面的耐酸性及牙本质小管封闭增加；$CO_2$ 激光处理可以作用于根面的矿物组织和有机物，在牙本质中形成碳化带。虽然不同激光表面改性的方法不一样，但原理就是通过阻止细菌继续侵入导致龋病进一步发展，达到治疗龋病的目的。

## 修复性治疗

中晚期的根面龋出现了牙体缺损，需及时进行充填修复治疗，俗称补牙。修复的目的第一是去尽龋损组织，阻止其进一步发展；第二是恢复牙的形态和功能，保护牙髓。在修复的过程中，首先要去除龋损组织，需要"磨"牙，之后再使用相关材料进行充填。去尽龋损组织在修复治疗中非常重要，因为细菌主要残留在龋损组织中，如果不去尽龋损，残留的细菌会继续引起牙体组织的破坏。目前去除龋损牙体组织的方法有以下几种：①机械去龋，即使用高速涡轮机去除龋损，是目前使用最多的方法，因为其去龋速度快，效率高，操作时间短；缺点是噪声大、有疼痛感。②手工去龋，即使用手用器械去除龋坏组织，不需要电动牙科设备，噪声小，患者易接受；缺点是去龋效率较低，操作时间长。③激光去龋，目前在去龋方面应用的激光主要是 Er：YAG，激光去龋的优点在于能避免牙体组织出现微裂痕、噪声小、患者主观感受更舒适等，但是 Er：YAG 的操作时间是传统涡轮机去龋的 3 倍。对于老年人来说，牙科治疗应尽可能减少操作时间，因此不建议其直接用于去龋，而是用于辅助去龋，即在使用涡轮机去除大部分腐质后，使用激光处理窝洞底部。在实际的操作过程中医师会根据患者的情况，使用不同的去龋方法，在去尽龋损的同时尽可能保留牙体组织。

目前用于根面龋修复的材料主要有复合树脂和玻璃离子两种。复合树脂是目前临床上应用得最多的材料，其优点是美观性高、操作简单；缺点是在操作过程中要求严格隔湿，而根面龋很难达到这一条件，因此存在修复之后继发龋坏的可能。玻璃离子也是应用得比较多的材料，优点是能释放氟离子抑制龋损、对隔湿要求不高；缺点是存在一定的溶解性。在临床中，医师会根据患者自身的情况，使用最佳的修复材料。

对于初次就诊能去尽龋损组织、牙髓反应不严重且牙龈组织炎症较轻的牙，可以一次就诊就完成修复治疗。对于龋损程度较深、去尽龋损有穿髓可能、牙髓反应严重、牙龈炎症严重的牙需要多次就诊。

修复后注意事项：①保持良好的口腔卫生习惯，掌握正确刷牙的方法，养成饭后刷牙或漱口、使用牙线或间隙刷清洁牙邻面等习惯；②避免咬食过硬食品，以防牙折裂；③充填材料脱落或有疼痛症状及时就诊；④定期进行口腔检查，做到"早发现、早预防、早治疗"。

## 根面龋的分级治疗

在进行根面龋治疗时，应充分考虑老年人因多病共患、多药共用所导致的内稳态紊乱的特点，避免一刀切式的无差别治疗。老年人的根面龋分级治疗的目的在于及时阻断龋病的发生、发展，并对已经造成的龋损进行适当恢复，即"及时止损，有限恢复"。因此，根面龋的治疗应根据风险分级结果逐级进行（表5-7）。

表 5-7　根面龋分级治疗方案

| 根面龋诊断分级 | 根面龋分级诊疗方案 |
| --- | --- |
| 0 级—无根龋 | 氟化物应用防龋 |
| 1 级—浅龋 | 氟化物应用，再矿化治疗，预防性树脂充填 |
| 2 级—中龋 | 玻璃离子充填，树脂充填，氟化物应用 |
| 3 级—深龋 | 安抚治疗，玻璃离子充填，树脂充填，氟化物应用 |
| 4 级—残冠根及根面龋致牙列缺损缺失 | 根管治疗，拔牙，牙缺失修复 |

## 为什么根面龋需要长期观察、定期维护？

　　根面龋常发生于不易清洁的部位，是导致老年人牙髓根尖周病、失牙的重要原因。由于牙根面缺少釉质层的保护，根面龋的破坏速度比冠龋更快，当患者出现疼痛时，龋损多已发展至近牙髓层，导致牙髓受到感染。根面龋横向发展快，损害可沿着牙边缘呈环状扩展，破坏牙颈部，严重者甚至会导致牙折的发生，所以早诊断、早治疗具有重要意义。此外，长期的口腔维护对根面龋患者来说至关重要，可以尽早发现充填物脱落或继发龋等问题，故患者应定期复查。

## 如何对根面龋进行管理？

　　与根面龋发生的相关因素多，如龋损累及牙面，部位、深度、治疗史、唾液分泌量、是否有牙科恐惧症等，都会影响诊疗难度，无差别进行治疗会加大根面龋管理难度，特别是对于常合并多种系统性疾病的老年人，更应根据其根面龋风险评估结果进行分级管理。

对老年人根面龋实行风险评估及风险分级，根据不同的风险因素和等级，有针对性、有目的性地进行根面龋管理，让患者和医师对根面龋的危险程度、发展趋势等有清晰的认识，在此基础上通过健康宣教、行为矫正、对危险因素进行干预控制并进行追踪。根据相应的风险分级标准，进行有针对性的治疗，并提供个性化的根面龋预防方案，可使患者自行或在家属的帮助下，有策略地预防根面龋。

通过医患之间的密切合作，为每位患者精准制订复查时间、日常保健措施、药物干预、充填治疗等根面龋管理方案，可有效地控制老年人根面龋的发生和发展，做到"尽早发现，及时止损"，最终达到预防和减少根面龋发生、控制或延缓根面龋进展的目的。

（郑黎薇　邹静　贾小玥　吴红崑）

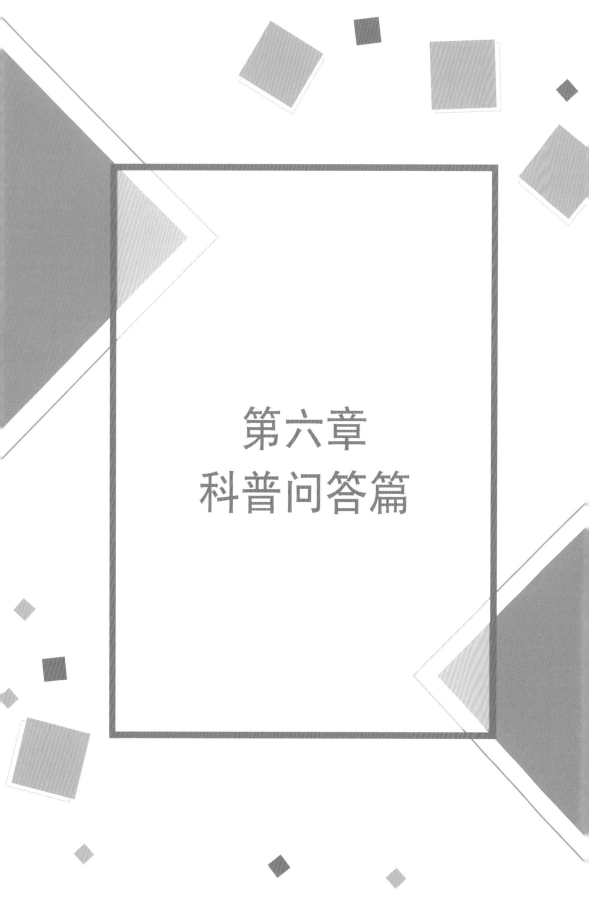

第六章
科普问答篇

# 龋病是什么病?

龋病是在以细菌为主的多种因素影响下,发生于牙体硬组织的慢性进行性破坏性疾病。口腔细菌能够把食物里面含有的碳水化合物转换成酸性物质,这些酸性物质在牙表面不断堆积,就会一点点地破坏我们的牙,造成牙脱矿、变软,最终导致龋洞的形成。所以龋病的罪魁祸首是口腔细菌。

龋病是一种古老的疾病,在我国商朝的武丁时代(公元前1324—公元前1266年)的殷墟甲骨文中就发现了"龋"字的象形文字。那时没有显微镜,更不知道有微生物的存在,牙上的龋洞又与瓜果蔬菜上被虫蛀的黑洞外观相似,老百姓就将牙上的黑洞也归咎于虫子,故称之为"虫牙""蛀牙"。

# 口腔里的细菌都是"有害"的吗?

人体中很多生态环境,如口腔、肠道、皮肤等,都定植有大量细菌。口腔中定植的细菌有700多种,是一个小型的"微生物社会"。与人类社会一般,微生物社会中也有"有益"和"有害"的细菌。正常情况下,口腔细菌与宿主形成了一个相对稳定的生态系统。口腔中"有益"菌能抵抗"有害"菌的定植,限制它们的生长,同时还能够调节宿主免疫,在龋病、黏膜病、牙周病、口臭等口腔疾病的防治中发挥作用。但是,口腔卫生习惯差、患有某些全身系统性疾病、增龄性生理性功能减退、频繁进食甜食或碳酸饮料等均可打破口腔细菌与宿主间的动态平衡，"有害"细菌趁机大量繁殖，导致口腔微生态失衡及口腔疾病的发生。

## 口腔细菌怎样引起龋病？

首先，细菌通过形成牙菌斑生物膜在牙表面"安营扎寨"。牙菌斑生物膜就像是细菌的堡垒，其中住着多种多样的细菌，堡垒内有营养供给，还能保护细菌免受外界干扰。细菌定植后能够利用食物中的碳水化合物产生酸性物质，这些酸性物质在牙菌斑生物膜内不断积累，慢慢将牙腐蚀，最终形成龋病。

大多数龋病的形成是一个缓慢发展的过程，一般需要 18 个月左右，那么是不是所有龋病形成都需要这么长的时间呢？答案是否定的。有些人频繁进食甜食、摄入碳酸饮料，有些人因疾病及治疗导致唾液减少、免疫力下降，都可以给细菌的繁殖和产酸创造优越的条件，此时"虫牙"的形成过程短而迅速，并可累及多颗牙甚至口腔内所有的牙。

## 口腔中哪些细菌会引起龋病？

口腔中与龋病发生关系密切的细菌主要是变异链球菌、乳酸杆菌、放线菌等，这些细菌导致龋病的特性主要在于它们可以利用"糖"产"酸"，并具有在牙表面附着和耐受酸性环境的能力。

龋病的发生离不开细菌赖以生存的牙菌斑。在牙菌斑形成早期，血链球菌是最早在牙面定居的细菌之一，除此以外，还包括口腔链球菌、轻链球菌和放线菌。口腔卫生不良且清洁不到位时，牙菌斑生物膜会持续存在并逐渐"成熟"。在此过程中，牙菌斑生物膜中的细菌组成和比例是动态变化的，从以非变异链球菌和放线菌为主，逐渐转变为以变异链球菌、乳酸杆菌为主的牙菌斑生物膜。

# 哪些牙容易得龋病？

　　牙生长发育及一些医源性原因造成牙表面菌斑残留不易清洁，是龋病发生的有利条件。表面具有较深的窝、沟、点隙的牙不易清洁，容易滞留细菌和食物残渣，利于龋病的发生。牙体硬组织发育不全的牙容易患龋病，如儿童在恒牙牙胚发育期间出现疾病或营养不良，会导致恒牙牙釉质缺损，龋病易患性升高。牙排列不整齐、拥挤、重叠等，可形成一些不容易清洁的区域，诱发龋病。阻生不能萌出的智齿不易清洁，与相邻牙之间的接触部位也容易滞留菌斑，使智齿和相邻牙都容易发生龋病。牙周炎导致牙根外露的牙，外露的牙骨质对酸更加敏感，容易发生根面龋损，常见于中老年人。此外，充填材料不密合的牙容易形成继发性龋损；牙冠边缘形态不佳的牙导致菌斑堆积，也提高了患龋风险。

# 牙的哪些部位容易得龋病?

牙的各表面患龋的风险不尽相同,一些部位容易堆积食物残渣和菌斑,不易清除,相对于其他部位来说更容易患龋。主要用于捣碎磨细食物的大牙表面存在一些窝沟点隙,它们分布在牙的咬殆面(上、下牙咬殆时发生接触的表面)、颊舌面(牙分别靠近脸颊和舌头一侧的表面),这些窝沟点隙往往又深又窄,牙刷的刷毛无法进入,不能对其进行良好的清洁,为细菌提供了生长繁殖的空间。另外,相邻的两颗牙之间存在缝隙,进食后可嵌塞一些食物残渣,不易清理。细菌藏匿在这些位置大量繁殖,产生酸性代谢产物破坏牙。此外,排列不整齐、拥挤重叠的牙也容易发生食物残渣和细菌的滞留,利于龋病的发生。

# 哪些年龄阶段容易得龋病?

学龄前儿童喜食甜食,不易建立良好的口腔卫生习惯,且其乳牙矿化程度较恒牙低,因此容易患龋病。儿童乳牙萌出后即可患龋病,之后乳牙患龋率逐渐升高,在5～8岁达到高峰。随着6岁左右恒牙开始萌出,乳牙逐渐脱落,患龋率逐渐下降。12～15岁的青少年萌出不久的恒牙尚未矿化完全,易患龋,此时养成好的饮食习惯和口腔卫生习惯十分重要。50岁以上的中老年人由于牙龈退缩、牙根暴露、牙磨耗加重、食物嵌塞等原因，若未特别注意口腔卫生维护，容易在牙根表面及相邻牙间残留食物残渣，发生位于牙根和牙邻面的龋病。

## 哪些全身性疾病对龋病的发生、发展有重要影响？

牙与牙列的发育缺陷及某些疾病造成的局部因素可促进龋病的发生。孕妇或儿童在牙发育期出现疾病或者营养不良，可导致牙发育障碍，是龋病发生的危险因素。牙列不整齐、智齿倾斜萌出、牙周炎、牙重度磨耗等可导致食物残渣及菌斑的局部堆积，不易清洁，也是龋病发生的危险因素。

某些全身性疾病改变了机体的抵抗力，可导致龋病风险增高。头颈部恶性肿瘤患者接受放射治疗，可导致唾液腺的破坏，唾液分泌减少，增加患龋的危险性；某些全身性疾病需要长期服用药物，一些抗高血压药、止痛药、抗心律失常药、抗组胺类药物、平喘药和利尿药等的长期使用可造成严重的口腔干燥；自身免疫性疾病，如舍格伦综合征、红斑狼疮等也可造成唾液的分泌障碍，削弱口腔自身的防御能力。

## 患龋与缺钙有关系吗？

龋病和缺钙之间有一定的联系，磷与钙是对牙发育最重要的矿物质，是钙化组织的重要组成部分。在牙发育的阶段缺钙会导致牙矿化障碍，使龋病的患病风险增高。但缺钙并不是患龋的直接原因。一方面，牙发育经过了生长期、钙化期和萌出期3个阶段，乳牙硬组织在出生前完成矿化，而除智齿外的恒牙硬组织在8～9岁时完成矿化，牙发育完成后钙元素的摄入对牙的矿化影响不大。另一方面，牙的矿化是一个复杂的过程，除钙以外，磷和维生素D也与体内矿化组织的发育和代谢密切相关，是牙正常矿化的基础。牙的矿化并非只是钙的作用，而且也并非简单的增加供给，即可达到增强牙矿化、降低患龋风险的目的。

## 龋病有传染性吗？

龋病是牙体硬组织的慢性细菌感染性疾病，有一定的传染性，因为引发龋病的细菌也可通过特定的方式在人群中传播，尤其是婴儿与母体密切接触，母亲是婴儿口腔变异链球菌感染最可能的来源。如果母亲口腔中的细菌具有很强的致病性，通过喂食进入儿童口腔中，可能增加儿童患龋的风险。

## 龋病会遗传吗？

龋病的发生受到多种因素的影响，其中包括细菌、食物及个体易患性等。受到遗传和环境因素的共同影响，不同个体对于龋病的易患性不同。同一家族中，父母和子女的龋病发病情况有显著关联性。牙形态结构、牙列牙弓形态、牙咬殆面裂沟深浅、牙的发育状态、唾液及全身情况均与遗传因素相关，影响龋病的发生、发展。但是，饮食结构、营养摄入、口腔卫生习惯等后天因素也与龋病的发生有着重要联系。龋病发病的家庭聚集现象并不能说明龋病是传统意义上的遗传性疾病，口腔细菌在牙局部的滞留才是龋病发生的始动因素。遗传因素可增加人群患病风险，但可通过良好的口腔卫生保健降低自身的患龋风险。

# 为什么吃糖容易得龋病？

首先需要明确的是，这里的"糖"并不是指字面意思上的糖果，而是包含了一系列的含糖食物、碳水化合物，尤其是含有蔗糖、果糖、葡萄糖、麦芽糖、乳糖等小分子量糖类物质的食物。这些食物在生活中常见的形式有：各种碳酸及乳制品饮料、糕点类食物、巧克力糖果等。这些含糖食品不仅是我们喜欢的食物，也是致龋菌"喜欢"的"食物"。糖的致龋作用与其种类、摄入量和摄入频率有关。糖的性状不同，致龋能力亦不相同，黏性较大的糖类食物更容易黏附在牙表面并嵌塞于牙的窝沟和缝隙中，难以清洁，很容易滞留并被细菌利用。

在细菌代谢的过程中，糖类不仅会为细菌提供能量和营养，促进细菌的生长，同时还会成为细菌代谢并产生酸性物质的"储库"。细菌产生的酸性物质达到一定的浓度，并长时间存在时，就会使牙中的矿物质丢失，将坚硬的牙缓慢"溶解"，导致龋病。

# 为什么有的人不吃糖也得龋病？

日常生活中许多食物都含有可被致龋菌利用的碳水化合物，如饼干糕点、各类饮料等，甚至是日常三餐里的米饭、水果，在消化分解后也可被致龋菌所利用。有些人不爱吃糖，甚至不吃甜食，但依然会患龋病，是因为常见食物中也含有碳水化合物。

更重要的原因是，龋病的发生是多个因素共同作用的结果，饮食只是其中一个重要的因素。其他因素还有：口腔中的细菌、个体患龋风险（包括唾液的质量和流速、牙的发育与形态结构、饮食习惯、年龄、全身健康状况、遗传因素等）及以上要素的长期存在和共同作用。不难看出，是否容易患龋病，原因是多方面的，不应该用"吃不吃糖"来简单判断，吃糖不可怕，可怕的是没有做好口腔清洁工作。为预防龋病，生活中除了养成良好的饮食习惯外，还需要坚持好的口腔卫生习惯，并定期进行口腔检查和维护。

# 哪些食物可以防龋？

饮食习惯和龋病的发生有密切关系。一些食物可以抑制细菌生长繁殖，增强牙抵抗力，具有一定的防龋作用。膳食纤维是健康饮食中不可缺少的七大营养素之一，糙米、燕麦等全谷类，豆类，新鲜蔬菜和水果等食物富含膳食纤维，咀嚼时对牙面产生机械性摩擦，可减少牙表面的食物残渣及菌斑附着，同时刺激唾液分泌，减少患龋风险。氟是牙不可缺少的成分，能与钙、磷作用，促进牙硬组织对细菌酸性腐蚀的抵抗力，并且能通过抑制细菌中的酶而阻碍细菌生长。茶叶中富含氟，因此常喝茶有利于牙的健康。氟的摄入还可来源于海鲜类食物（如鳕鱼、鲑鱼、沙丁鱼等）、苹果、牛奶、蛋等食物。奶制品富含钙和磷，在牙发育和钙化中起到重要作用，其中的磷酸盐有利于中和口腔中的酸碱值，避免口腔处于有利于龋病发生的酸性条件。部分食物含有某些抑制细菌生长的物质，如葱（大葱、小葱、洋葱）和大蒜含有天然物质"硫化丙烯辣素"，生姜含有"姜辣素"，这些物质具有一定的抗龋作用。

# 为什么有的人天天刷牙也发生龋病？

造成龋病的原因是多种多样的，最主要的因素有 3 个。

## 📖 细菌

人的嘴里本来就有许多细菌，这些细菌可以在牙面上"定居"，通过分解我们吃的食物，产生酸性物质来慢慢地"腐蚀"牙。尽管刷牙可以起到清洁细菌的作用，但很多人的牙并没有真正刷干净。再细的刷毛也很难清洁到牙的每个部位，如牙面细窄的深窝沟、相邻牙紧密接触的位置和牙拥挤错位的地方，这些"卫生死角"会导致细菌的持续存在，为龋病的发生埋下隐患。此外，如果牙刷不合适或刷牙方法不对，即便天天刷牙，也是无效的。

## 📖 个体龋易患性

每个人牙的发育、形态、排列情况及口腔环境和全身健康状态均不相同，因此患龋病的风险是不同的。牙先天发育不良、矿化差，牙不齐、拥挤，唾液分泌量少、黏稠，自身免疫状态差的人即便做好口腔清洁工作，也容易患龋。

## 📖 饮食习惯

食物中的碳水化合物和糖类都是细菌的"粮食"，一些精加工的食品成分丰富、松软黏腻，极易滞留牙面不易清洁，导致喜食甜食和饮料的人就更容易患龋病。细菌正是利用其产生的酸性物质来破坏牙的，喜食酸味食物和碳酸饮料的人，还会给牙带来额外的"酸"负担，增加龋病发生的可能性。

龋病的预防应该是多方面的，不仅包括正确、高效地刷牙，还需要养成健康饮食和定期口腔检查的习惯。总结来说：龋病因素有 3 种，细菌、食物和牙；刷牙可以防细菌，少吃甜食更重要；牙窝沟是缺陷，排列不齐风险高；要想一口牙好，多方着手来预防。

# 电动牙刷比普通牙刷防龋效果更好吗？

电动牙刷起初是为不方便手动刷牙的特殊人群设计的。现今，市面上的电动牙刷有着广泛的消费者，功能齐全的同时价格也不菲。那么，电动牙刷是否比普通牙刷更好呢？

电动牙刷的原理是将原本由手动控制的旋转和震动刷毛改为依靠电力控制。一定程度上节省了人力和时间。尽管简化了人手的动作，但依旧需要手动变换刷牙的部位和方向。普通牙刷虽然需要使用者有意识地旋转颤动牙刷并拂刷牙面，但整体轻盈，操作更灵活自如一些，并且可以更好地控制刷牙的力度。

其实，只要了解了刷牙的真正目的并掌握正确的刷牙方法，选择哪种牙刷都是可以的。普通牙刷一样可以达到很好的清洁效果，同时更加经济实惠。对于一些手部活动困难、灵活性差的老人、儿童和特殊人群，在保证安全的情况下，可使用电动牙刷。

# 漱口液可以代替刷牙吗？

漱口液并不能替代刷牙。漱口只能冲走部分食物残渣和松动的软垢，不能和刷牙一样达到清除牙面菌斑的效果。刷牙的原理在于通过物理摩擦的方式清洁牙面，能够很好地去除牙表面不能被液体简单冲刷的牙菌斑。因此，只有通过刷牙才能更好地清洁口腔。

市面上的漱口液各式各样，颜色也很丰富，这可能是药物本身的颜色，也可能是为了吸引消费者而添加的色素。长期使用有颜色的漱口液可能会引起牙面色素沉着，因此在使用有色漱口液后应再用清水漱口。

需要注意的是，长期使用含有氯己定等特殊成分的漱口水，会使口腔黏膜表面与牙面着色，甚至出现舌苔发黄、味觉改变等。因此，治疗型漱口液的长期使用必须遵循医嘱，不可自行使用。

# 冲牙器有什么作用？

冲牙器是一种新型口腔清洁辅助工具。其原理是利用小电机控制高压水泵对内部液体进行加压，形成直线形、螺旋形的超细高压水柱，从而冲刷目标部位并除垢。冲牙器可以有效地去除牙缝间的食物残渣及软垢，进而减少牙菌斑的附着，改善牙龈炎症，也是适合牙周病患者的口腔护理工具。

龈沟是牙龈围绕牙但没有附着在牙上的缝隙，其下方是口腔软硬组织的交界处。龈沟不易清洁，且极易藏污纳垢，往往是引起牙及牙龈疾病的始发部位。冲牙器喷出的超细高压水柱带有一定的脉冲频率，不但可深入到刷毛不好清洁的龈沟、牙邻面间隙，还可清洁传统牙线不能有效清洁的粗糙牙面，有效维护牙周健康。

冲牙器的水柱带来的冲击属于温和刺激，对牙龈组织具有一定的生理按摩作用。市售的部分冲牙器带有特殊的通气孔，可以喷出富含微气泡的水柱，有效改变牙菌斑所在的厌氧环境，发挥抑制厌氧菌、促进牙龈血液循环、缓解牙周组织炎症的作用，同时改善因口腔卫生条件差而产生的口腔异味。

# 备孕期女性如何预防龋病？

育龄女性在妊娠前应主动接受口腔健康检查，及时发现并处理口腔内的疾病或隐患，确保口腔处于健康状态，避免在孕期发生口腔的急性症状却不便治疗，对孕妇及胎儿的健康造成不利影响。

# 孕期为什么容易发生龋病？

由于孕期体内激素水平、口腔环境、饮食习惯及口腔卫生行为的改变，孕期女性患口腔疾病的风险相应增高。造成孕期口腔卫生不良的原因有：①孕期呕吐使唾液 pH 下降，釉质脱矿，增加了龋病的易患性；②孕期摄取饮食的次数和数量增加，易造成口腔卫生不良；③孕期体质下降，活动减少，生活不便而易放松对口腔卫生的维护；④孕早期与孕晚期，由于存在早产和流产的危险，给口腔疾病的治疗带来不便，使口腔疾病加重。因此，孕期女性是龋病的高风险人群。

# 孕期如何预防龋病？

孕期女性是龋病的高风险人群。母亲是婴儿口腔中龋病细菌的早期传播者，母亲患龋会增加儿童患龋风险。因此，孕期龋病预防极为重要。

## 适时进行口腔检查

如果孕期出现龋病或其他口腔问题，治疗起来非常棘手。孕前应进行一次全面的口腔检查，防止孕期口腔问题的发生。孕 4 ～ 6 个月是相对安全的口腔疾病治疗期，若确有治疗需要，应选择这个时期就诊。

## 合理有效地刷牙

孕妈妈因为体力下降、活动困难，常常忽略口腔卫生的维护。孕妈妈应该选择刷头小、刷毛软的牙刷，每天早晚坚持刷牙，选择孕产妇专用的牙膏，每次刷牙不少于 3 分钟；适当使用牙线，清除两牙之间难以清洁到的菌斑；坚持饭后漱口，保持口腔卫生。

## 饮食调整

减少零食的摄入，少吃甜食，避免摄入过多酸食。补充足够的营养，如蛋白质、钙质、维生素和微量元素，可以适当多摄入一些牛奶、豆制品等钙质含量丰富的食物，不仅可以帮助孕妈妈保持牙健康，还能为胎儿的牙发育、骨发育提供足够的营养。

## 哺乳期女性麻药下治疗龋齿对婴儿有影响吗？

理论上口腔局部麻醉药物在使用 3～4 小时以后可以继续哺乳，临床一般建议局部麻醉当天不要哺乳，隔天进行哺乳是比较安全的。因此，哺乳期女性龋病治疗如需进行局部麻醉，应避免在麻醉后 3～4 小时内进行哺乳。

## 幼儿期如何培养良好的饮食习惯？

幼儿消化吸收能力差，供给的食物应碎、软、细、烂、新鲜、清洁，并在饮食中适当地增加一些粗糙的、富有纤维质的食物，目的在于使牙面得到较好的摩擦，起到促进牙面清洁的作用。要注意培养和建立儿童良好的咀嚼习惯，切忌食物在口腔中长时间滞留不吞咽。尽量不在睡前吃糖和甜点心，进食后应立即漱口。1 岁以上应避免夜间哺乳，餐间零食最好选择低致龋性的食物。就龋病的危险性来说，致龋性食物总的摄入量远没有每日多次摄入及食物在口腔内长时间存留所带来的危险性大。

## 儿童上幼儿园后还需要家长帮助刷牙吗？

3～6 岁儿童由于年纪小，注意力集中时间短，无法自主完成口腔清洁。口腔科医师应指导父母学会如何帮助儿童刷牙，选用适合儿童年龄阶段的牙刷。该阶段口腔保健的目的是培养儿童养成良好的口腔卫生习惯。父母在家庭中应起到示范作用，最好与儿童一起做到早晚刷牙、餐后漱口。有条件时，家长应每日帮助儿童认真、彻底地刷牙一次（最好是晚上）。6 岁以上学龄期儿童应在家长的督促下每天早晚刷牙。

# 成年人会发生龋齿吗？

　　龋齿可发生在任何一个年龄阶段，没有年龄之分。龋齿主要是由不良的口腔卫生和不当的饮食造成，成年人要有效预防龋病，建议：①养成良好的日常口腔卫生习惯。②定期进行口腔检查。③选择含氟牙膏。选择含有优质摩擦剂的牙膏。温和有效的摩擦剂能够有效地裹挟掉附在牙上的残存污垢和菌斑。④使用保健牙刷，并运用正确的刷牙方式。利用牙线、牙签等清除牙邻接处的菌斑。⑤多吃富含纤维素的食物，按摩牙龈，加速牙龈血液循环。

# 老年人如何预防龋病？

　　老年人牙龈萎缩、牙根暴露、佩戴义齿等，这些情况增加了口腔健康维护难度，老年人是龋病高发人群，应注意预防龋病的发生。

　　（1）使用正确的刷牙方法，保证刷牙质量。老年人要选择适合口腔卫生要求的保健牙刷及含氟牙膏。牙刷特点是刷头较小，刷毛软而有弹性，刷柄较宽而扁，容易握住，顺着牙间隙上下垂直拂刷，以达到去除食物残渣、按摩牙龈的目的。要避免拉锯式横刷，预防牙颈部楔状缺损。

（2）推荐使用牙间隙刷或牙线，清除刷不到的牙缝间的菌斑。适当使用漱口水对全面清洁口腔具有一定的作用。如使用牙签剔牙，应选用扁平的楔状牙签，顺着每个牙缝的 2 个牙面缓慢滑动，可帮助清洁牙邻面的软垢和菌斑，应注意不要用力过猛、过快，防止伤到牙龈。

（3）养成良好的饮食与生活习惯。少吃甜食，尽量多食富含纤维素的食物，如蔬菜、水果等。进食时要充分咀嚼，以起到清洁牙、按摩牙龈的作用。平时应戒烟、少饮酒、多饮水、多食蔬菜和水果，不用牙咬开瓶盖、咬硬物等。

# 如何帮助残疾儿童刷牙？

残疾儿童的口腔卫生与生存质量关系密切，需要家长帮助残疾儿童刷牙，应根据具体情况，选择一种容易操作的舒适体位和姿势，具体操作方式有如下选择。

（1）让患儿坐在椅子上，帮助者站在其身后，用手稳住儿童头部，使其靠着椅背，可用枕头垫在头后部，使其感觉舒适。如果必须控制患儿的手或身体活动时，帮助者可用双腿来协助完成。刷牙时可让儿童的头稍向后仰起，按正常人的刷牙方法和顺序进行。

（2）让残疾儿童躺在帮助者的腿上进行操作。

（3）让残疾儿童的头躺在帮助者的肘部，如果无法控制其活动，则需要两个人面对面，一人抱住儿童，另一人帮助刷牙。

（4）帮助者可坐在矮椅子上，残疾儿童坐在地板上，让其背部靠着帮助者，用膝盖支持其头和肩部，然后开始刷牙操作。

（5）对于张嘴困难的残疾儿童，可用纱布缠住几块压舌板，放在上、下牙列之间，以便于帮助者进行操作。对于刷牙清洁不到的牙面，应考虑使用牙线，也可借助菌斑显示剂来检查刷牙的效果。

# 特殊人群如何选择口腔保健用品？

## 改装牙刷柄

改良牙刷是将市售牙刷的刷柄改装后，使其容易握持。如在牙刷柄处安装一条较宽的弹力带或尼龙带，或者用海绵、橡皮包裹加厚，令使用者容易握住牙刷柄。如有特殊需要，可因人而异地去设计。

## 使用电动牙刷和冲牙器等装置

使用电动牙刷可减轻老人、残疾人等特殊人群刷牙时的疲劳，适用于手的灵活性受限，能够抓住牙刷柄并能够把牙刷放入口内的人们。电动牙刷的刷柄也可以改装，以便适合特殊人群的需要。使用电动牙刷时应注意避免伤害口腔软组织。冲牙器利用水流的作用把滞留在口腔内的大块食物碎屑冲走，可以作为重症残疾儿童等特殊人群日常清洁口腔的辅助装置。

## 使用牙线和牙间隙刷

部分残疾人也可以使用牙线、牙间隙刷来清洁牙的邻面，或由帮助者协助使用。牙线夹操作比较方便，使用时将其放入两牙之间紧贴一侧牙面做前后拉动，再向𬌗方拉出，反复多次，以清除邻面的食物残渣和牙菌斑。

# 怎样发现自己得了龋病？

龋病的早发现、早治疗对牙的功能、形态恢复极为重要，如果得不到及时治疗，龋病会逐渐加重并引起其他牙体组织疾病甚至全身疾病。那么，哪些信号会提示我们得没得龋病呢？在日常生活中，可以通过以下几个方面来判断是否患龋。

## 观察牙的颜色和形态

健康的牙表面光滑，有类似于瓷器的反光，有一点点透黄。龋病的早期，龋损部位呈白垩色的斑点或斑块，牙面上还会出现黑点或黑线。随着龋病进展，龋损部位呈深黄色、深褐色或黑色，牙崩解，出现裂纹或孔洞，导致食物嵌塞。如果牙有颜色异常，应及时就医检查，由口腔科医师判断是否为早期龋病。

## 观察牙的硬度

牙得了龋病的硬度会比正常牙降低，因此有的人在咀嚼的过程中会出现牙折断的情况，使牙出现大的缺损。

## 关注自我感受

龋病早期，患者没有疼痛和不适的感觉，当龋病进展到一定阶段的时候，牙会在遇到冷、热、酸、甜等刺激物时出现敏感或者疼痛，稍微吃点东西就会难受，甚至在不吃东西时半张脸都在痛，此时一定要尽快就医，防止疾病进一步恶化。

# 牙变黑是龋病吗？

不一定。

健康的牙表面光滑连续，颜色呈淡黄、半透明的象牙色。龋病的早期，龋损部位呈白垩色的斑点或斑块，牙面上还会出现黑点或黑线。随着龋病进展，龋损部位呈深黄色、深褐色或黑色，牙崩解，出现裂纹或孔洞。除龋病外，多种牙体疾病也会导致牙发黑、变暗，如牙髓坏死、四环素牙、氟斑牙、修复体边缘渗漏等。茶渍、烟渍产生的色素沉着也能造成牙面黑点或黑线的发生。

# 牙痛是得了龋病吗？

不一定。

龋病早期往往不会出现疼痛的症状，但当龋病逐渐进展，牙会在遇到冷、热、酸、甜刺激时出现疼痛，进一步发展至牙髓炎时，会发生自发痛，有时甚至因为疼痛而难以入睡。但并非所有的牙痛都是龋病引起的，其他牙源性和非牙源性疾病都可能出现牙痛的症状。

## 牙源性疾病

如牙过敏、牙隐裂、牙折也可引起牙痛。如果牙咬到硬物后出现定点疼痛的症状，应及时就医，由医师判断牙表面是否有裂纹。

## 非牙源性疾病

牙周炎、龈乳头炎、牙外伤导致的牙周膜损伤可能引起与牙源性疾病类似的牙痛症状。此外，上颌窦炎、三叉神经痛，甚至心绞痛等均可以引起类似牙痛的症状，有时生理及心理状态等也会影响对牙痛的感知。牙痛并非全由龋病导致，如果感到牙痛，应尽早到医院进行诊断和治疗，由口腔科医师来找到病因、鉴别疾病、制订治疗计划。

## 龋病都需要治疗吗？

是的。

得了龋齿的牙无法自行恢复原状，只能通过治疗来防止疾病进一步发展，如果拖延不治，可能会导致严重的局部和全身问题。很多人患龋后因为没有感觉到疼痛，不愿意、不及时去医院治疗，拖延时间会使龋损越来越深、治疗难度越来越大、治疗费用越来越高，导致治疗效果较差、无法保留牙髓、拔牙，甚至危及生命等严重后果。

## 乳牙龋齿是否需要治疗？

儿童一般在 4～6 个月就开始陆陆续续长牙了，这时的牙俗称乳牙，到了 6～7 岁时儿童的乳牙就会慢慢换成恒牙。虽然乳牙在儿童口腔中只会存留几年的时间，但如果儿童龋病不进行早期治疗，对儿童的口腔、面部甚至全身健康都可能带来危害。

（1）如果乳牙龋病不治疗，儿童会出现冷、热、酸、甜刺激疼痛或者咬东西疼痛的症状，儿童会因为疼痛不愿意进食，无法咬较硬或质韧的食物，影响其生长发育。此外，儿童因为惧怕疼痛，逐渐习惯用没有龋齿的一侧咀嚼食物，长期这样下去就会导致颌面部发育不对称及双侧咬殆关系出现问题。

（2）前牙的龋损，会严重影响美观，儿童会因为害羞不敢与小伙伴交流，可能影响儿童的心理健康。此外，因龋损导致的牙缺损，边缘锐利，会损伤儿童的唇、颊、舌黏膜，表现为疼痛、拒食及反复出现的溃疡。

（3）乳牙龋病对恒牙发育与萌出也有一定影响。乳牙龋损严重，逐渐发展出现疼痛和牙龈脓包，引发根尖周炎，就会影响牙根下方恒牙胚的发育与正常萌出，导致恒牙病变。此外，如果乳牙因为龋损早早脱落或者拔除，恒牙胚失去了乳牙的引导，常常长得参差不齐、里出外进，严重影响恒牙的美观和咬殆。

（4）当儿童的龋齿引起牙根周围感染时，儿童会出现疼痛、脓包、瘘管，慢性根尖周炎可作为病灶使机体的其他组织发生感染，如间隙感染、骨髓炎等。治疗时间长、过程痛苦，给儿童带来严重的心理伤害，甚至可能危及生命。

# 成年人需要做窝沟封闭吗？

一般情况下，牙完全萌出的前几年最适合做窝沟封闭，因为随着时间的推移，牙会发生磨耗，所以成年人的窝沟一般比较浅，发生龋病的概率也随之降低，所以大部分情况下成年人进行窝沟封闭的意义不大。但如果牙窝沟特别深，且患龋风险较高，成年人也可以做窝沟封闭。

# 做了窝沟封闭的牙还会得龋病吗？

做了窝沟封闭的牙较未封闭的牙患龋率大大降低，对预防窝沟龋有一定的效果。龋病的发生部位不仅限于窝沟点隙，邻面龋在临床上也十分常见，而窝沟封闭对于邻面龋、光滑面龋和根面龋都没有预防意义。窝沟封闭剂会随着时间的推移逐渐被磨耗，甚至发生脱落，因此，我们应对窝沟封闭有一个正确的认识，窝沟封闭不能代替其他防龋措施，同时也不能代替日常的牙清洁与保健。不考虑窝沟封闭操作失误导致的后果，蛀牙的发生还受到多种因素的影响。常见的危险因素包括唾液分泌的改变、牙与牙列排列的形态、牙本身的矿化程度、饮食习惯（如爱吃含糖量高的食物、爱喝碳酸饮料等）、口腔保健意识等。

# 吃药可以治疗龋病吗？

吃药无法有效治疗龋病。龋病周围发生脱矿导致硬组织的崩解，从而形成龋洞，龋洞之中会积聚大量的细菌，而这些细菌是无法通过全身用药清除的，只能通过局部的钻磨，达到清除龋损组织与细菌的目的。已经形成龋洞的龋损部位是无法通过机体自身修复恢复原有形态的。此时，只能通过充填的方法，用适当的口腔材料修复缺损部位，达到恢复牙原有形态和功能的目的。

# 全身麻醉下补牙对儿童的智力有影响吗？

儿童口腔全身麻醉下补牙实际上没有想象中那么可怕。儿童口腔全身麻醉技术是指使用麻醉药物使儿童进入无意识状态，在严密的监护下进行牙科治疗的一种行为管理技术，由训练有素的麻醉师和儿童口腔科医师共同完成，是一种安全、有效，并已广泛应用于临床的技术。

儿童全身麻醉下补牙可以避免小朋友产生畏惧和抵触情绪，保护患儿的身心健康。手术中患儿无意识，无疼痛经历，口腔科医师可以快速完成工作，提高工作效率。手术完毕后，患儿将逐渐清醒，没有后遗症，整个治疗过程没有任何痛苦经历，对儿童的心理健康没有不良影响。2017年，美国食品药品监督管理局发布的报告明确了全身麻醉的安全性，指出短暂接受麻醉（小于3小时）对于婴幼儿是安全的，而大部分儿童全身麻醉补牙手术时间在3小时以内；当手术时间超过3小时或需要多次全身麻醉的婴幼儿（3岁以下），则需要谨慎考虑全身麻醉的利弊。

儿童口腔全身麻醉技术应特别注意适应证的选择。适合进行口腔全身麻醉的情况有：因智力或全身疾病因素而导致不能配合的患儿；非常恐惧、焦虑、抵抗或不能交流的儿童或青少年，短期内行为无法改善；有多颗患牙，无法多次就诊的患儿；因急性感染、解剖变异或过敏而局部麻醉无效的患儿等。不适合进行口腔全身麻醉的情况主要有：仅个别牙需要治疗且能积极配合或者在束缚下能完成相关操作的患儿；有全身麻醉禁忌证的患儿等。

# 孕妇可以补牙吗?

在妊娠早期（1～3个月）和晚期（7～9个月）接受口腔治疗，会因为紧张和疼痛增加胎儿流产或早产的风险。妊娠早期3个月的口腔治疗一般仅限于处理相关急症，同时应避免X线照射。妊娠4～6个月是治疗口腔疾病的适宜时期，此时孕妇身体处于相对稳定的状态，可以进行简单的补牙等操作，治疗应以充填为主，同时操作过程应尽量轻柔，操作期间应注意缓解患者的紧张情绪，避免因此对胎儿造成影响甚至引发流产或早产。妊娠7～9个月应尽可能避免补牙等口腔治疗，以保守治疗为主。

# 补牙后疼痛的主要原因有哪些?

补牙后疼痛的主要原因有：补牙过程中的相关操作刺激了牙内部的神经，引起了牙的"发炎"，从而出现对冷、热的激发性疼痛或自发性的疼痛，如果症状轻微，可以观察几天，看症状是否消退，如果症状未缓解应及时就医。如果补牙后未能恢复原有形态，牙咀嚼导致疼痛，应尽早就医解决。

# 补过的牙还会患龋病吗?

补牙只是治疗龋病的手段，补过的牙依然会有细菌的黏附，如果不注意养成良好饮食习惯与口腔卫生习惯，龋病依然能够再次发生。

患龋牙的完整性已经受到不可逆的破坏，补牙材料与牙间必然存在间隙，需要加强日常口腔卫生的维护。如果补牙材料发生明显松动甚至脱落，容易导致新的龋损发生，发现后应当及时治疗。

龋齿治疗后，应当分析发生龋病的病因。如果存在口腔卫生习惯差、摄入糖过多或（和）过频繁、唾液量稀少、牙排列不齐、牙窝沟过深等患龋风险因素，应采取针对性预防手段，尽可能防止龋病的再次发生。

# 选择补牙材料应注意哪些方面？

龋病充填材料的选择主要考虑牙的部位、充填体承受的咬𬌗力、患者主观要求等因素。一般来说，前牙充填材料的选择重点考虑美观，应选复合树脂等与牙颜色一致的材料。后牙充填体承受咬𬌗力较大，应首先保证有足够的机械强度和耐磨性能，可选用银汞合金或后牙复合树脂。患者的健康状况、经济情况及其对美观的要求也是选用不同充填材料的重要参考。另外，有金属嵌体或冠修复的对颌牙，原则上不选用银汞合金，以防止不同金属充填体接触时产生的电流刺激牙髓。对龋易患者，可选用含氟化物的防龋充填材料。

（徐欣　郑欣　任彪　李雨庆）